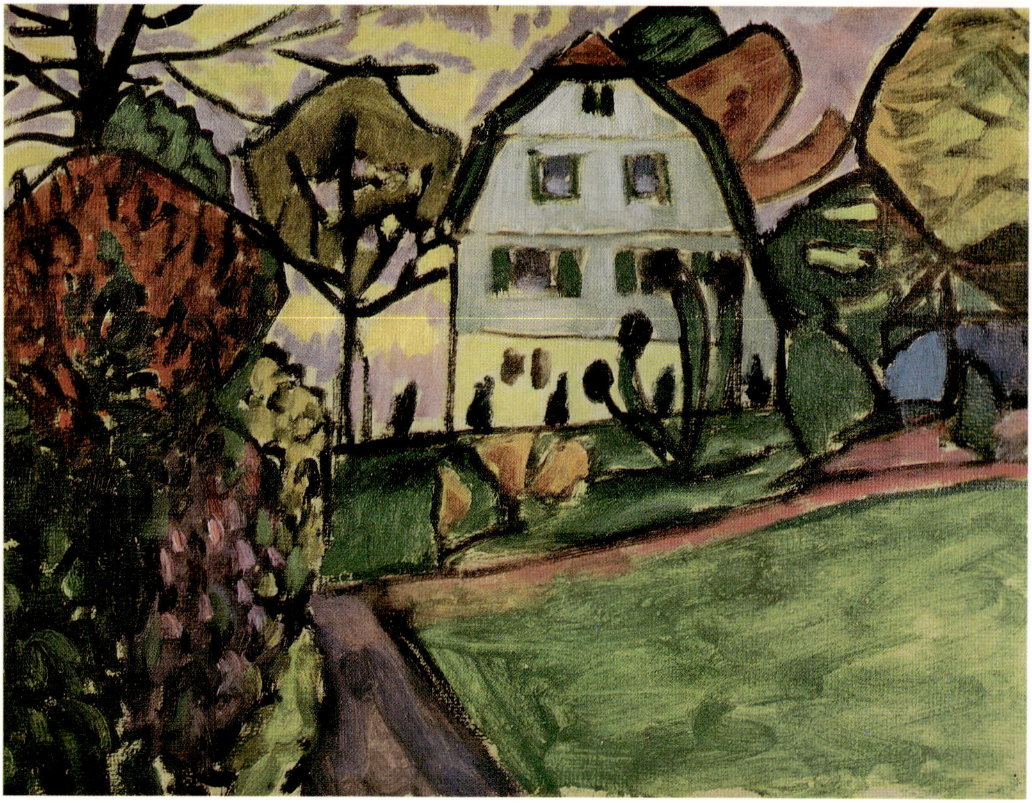

ANNEGRET HOBERG

WASSILY KANDINSKY UND GABRIELE MÜNTER

in Murnau und Kochel 1902-1914

Briefe und Erinnerungen

PRESTEL

Auf dem Einband
Wassily Kandinsky: Impression III (Konzert), 1911. Ausschnitt.
Städtische Galerie im Lenbachhaus, München

Frontispiz
Gabriele Münter: Landhäuschen
(Das Russenhaus), 1910. Privatbesitz

Die Deutsche Bibliothek – CIP Einheitsaufnahme
Wassily Kandinsky und Gabriele Münter in Murnau und
Kochel 1902-1914: Briefe und Erinnerungen / Annegret
Hoberg. – München: Prestel, 1994
(Pegasus) ISBN 3-7913-1348-7
NE: Hoberg, Annegret; Kandinsky, Wassily; Münter, Gabriele

Photonachweis: Seite 159

Prestel-Verlag Mandlstraße 26 D-80802 München
Telefon 089/381709-0 Telefax 089/38170935

Einbandgestaltung:
F. Lüdtke, A. Graschberger, A. Ehmke, München
Satz, Druck und Bindung: Passavia Druckerei GmbH Passau

Printed in Germany

ISBN 3-7913-1348-7

INHALT

Zum Geleit
6

Kunst und Liebe – Kandinsky und Münter
in Murnau und Kochel 1902 bis 1914
9

Vorgeschichte – Kochel 1902
31

Das Paar in Murnau und Kochel 1908/09
45

Zwischen Murnau, Moskau und München 1910
65

Zwischen Murnau, Berlin und Bonn 1911
105

Spannungen und Trennung 1912-1914
129

Epilog
155

ZUM GELEIT

Mit diesem Band werden zentrale Auszüge aus dem Briefwechsel von Wassily Kandinsky und Gabriele Münter erstmals in großem Umfang und im Zusammenhang zitiert. Dieser briefliche Dialog bietet einen tiefen und wohl auch überraschenden Einblick in die Beziehung des berühmtesten Malerpaares unseres Jahrhunderts, das in den Jahren seines Zusammenseins von 1902 – und besonders von 1908 bis 1914 – den epochalen Durchbruch zur modernen Malerei vollzogen hat. Die Fülle der hinterlassenen Korrespondenz machte eine Beschränkung auf Schwerpunkte nötig. Dieser thematische Rahmen ist mit den Aufenthalten von Kandinsky und Münter in Murnau und Kochel gezogen worden, wobei vor allem die Entdeckung Murnaus 1908 und die Aufenthalte dort die entscheidenden Impulse für ihre Malerei brachten und die produktivste Schaffensphase im Leben beider Partner einleiteten. Diese Murnauer Jahre, zum Teil im regen Austausch mit Malerfreunden durchlebt, sind seither untrennbar mit der Geburtsstunde des ›Blauen Reiter‹ verbunden.

Bei der Auswahl der Briefstellen wurde daher in erster Linie auf jene Passagen Wert gelegt, die sich auf das Leben oder die künstlerischen Aktivitäten Münters und Kandinskys dort beziehen, wobei Kochel zweifellos dazugehört, war es doch der Ort ihrer ersten zarten Annäherung. Ferner wurde beim Zusammenstellen dieses einzigartigen Quellenbandes darauf geachtet, daß sich die Briefauszüge weitgehend aufeinander beziehen und eine lebendige Rede und Gegenrede bilden, die auch für den über viele weitere Einzelheiten nicht informierten Leser verständlich bleibt. Schließlich wurden entscheidende persönliche Äußerungen eingeschlossen, die charakteristisch für den gesamten Briefwechsel sind und die einzelnen Reaktionen der Partner im Laufe des Dialogs verständlich machen.

Man mag beim Lesen dieses zum Teil aufrührenden Stücks gemeinsamer Lebensgeschichte des berühmten Paares einwenden, die Briefzitate seien einseitig ausgewählt worden, zugunsten der Persönlichkeit eines der Partner. Ein Einwand, der umso naheliegender erscheint, als der gesamte Briefwechsel über 1200 Seiten umfaßt und viele der einzelnen Schreiben selbst sehr umfangreich sind – Kandinskys Briefe sind häufig mehr als vier bis sechs größere Bögen, Münters Briefe mehr als acht bis zwölf kleinere Bögen lang. Hier kann jedoch im Gegenteil mit guter Überzeugung geäußert werden, daß eine vollständige Publikation des umfangreichen Briefwechsels, die zur Zeit in Vorbereitung ist, die Persönlichkeitsprofile der beiden Partner nur noch deutlicher hervortreten läßt. Für die Korrespondenz sowie die Aufzeichnungen Münters während des Ersten Weltkrieges und der Trennung von Kandinsky gilt, was bereits Johannes Eichner, der zweite Lebensgefährte Münters, 1957 in seinem grundlegenden Buch ›Kandinsky und Gabriele Münter‹ konstatierte: »Dürfte man die Tatsachen tief genug ausschöpfen, so ergäbe sich ein ergreifender Roman.« Über einen Ausschnitt dieses Romans kann sich jede Leserin und jeder Leser an den hier vorliegenden Quellen ein eigenes Bild machen.

Kandinskys und Münters Briefe sind, dies sei hier vorweggenommen, packende Zeugnisse, die man – obgleich sie in keiner Weise intime oder spektakuläre Enthüllungen bieten – mit Spannung und Faszination liest. Wirken sie doch geradezu wie ein exemplarisches, noch immer aktuelles Beispiel für die Entwicklung und die Schwierigkeiten einer Beziehung zweier kreativer, versuchsweise gleichberechtigt agierender Partner zwischen gemeinsamem Streben, bürgerlichen Konventionen und persönlichem Versagen.

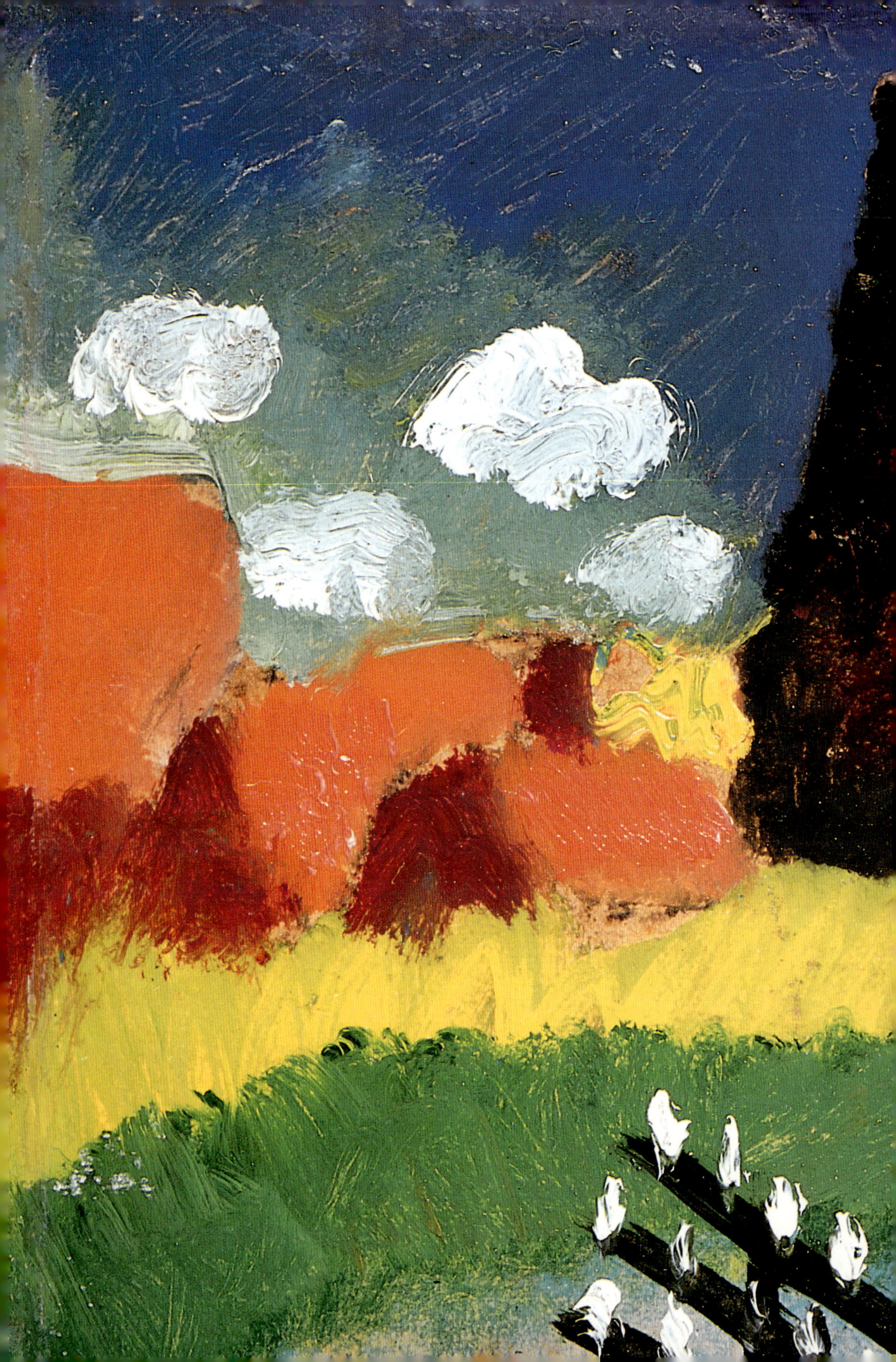

KUNST UND LIEBE – KANDINSKY UND GABRIELE MÜNTER IN MURNAU UND KOCHEL 1902 BIS 1914

Kandinsky und Münter trafen erstmals am Beginn des Jahres 1902 zusammen, als Gabriele Münter, die seit Mai 1901 in München an der Schule des ›Künstlerinnen-Vereins‹ bei Maximilian Dasio und Angelo Jank studiert hatte, als Schülerin in die junge ›Phalanx‹-Kunstschule eintrat, die kurz zuvor von Wassily Kandinsky, dem Bildhauer Wilhelm Hüsgen und anderen progressiven Künstlern gegründet worden war. Im Sommer 1902 ging Kandinskys ›Phalanx‹-Malklasse für einen mehrwöchigen Malaufenthalt ins oberbayerische Alpenvorland nach Kochel, wo es zu einer ersten Annäherung zwischen der Schülerin und ihrem Lehrer kam. Bisher niemals im Zusammenhang publizierte, rückblickende Äußerungen Münters in diesem Band geben über diese erste Zeit ausführlich Aufschluß. Bei Kandinsky – damals mit einer russischen Cousine, Anja Tschemiakin, verheiratet –, müssen dabei die Gefühle für Münter bereits so stark gewesen sein, daß er sie aus Rücksicht auf seine nachkommende Frau bittet, ihren Sommeraufenthalt Ende August vorzeitig abzubrechen. Münter leistet dieser Bitte Folge und verbringt den Rest der Ferien in Bonn. Kandinsky ist noch bis Ende September überwiegend in Kochel. Im Oktober dann, als beide wieder in München sind, intensiviert sich die Beziehung rasch, wobei Kandinsky eindeutig der Werbende ist. Schon bald wechseln seine Briefe zwischen dem intimen ›Du‹ und einem förmlichen ›Sie‹ für »offizielle« Mitteilungen. Bald auch muß es zu ersten Zärtlichkeiten gekommen sein, wie Münters tagebuchartiger Brief vom 12. Oktober 1902 erkennen läßt. Leider ist dies der einzige erhaltene Brief Gabriele Münters von 1902; die 35 Briefe und Karten, die Kandinsky ihr bis zum Jahresende schrieb, weisen jedoch eindeutig auf engen, auch brieflichen gegenseitigen Kontakt. Kandinskys Äußerungen aus dieser Zeit zeigen verliebten Überschwang, aber auch ein Wechselbad der Gefühle. Münter hatte ihn – verständlicherweise – offenbar immer wieder zurückgewiesen und seine Liebe in Frage gestellt, weil sie das Versteckspiel und die Heimlichkeiten vor Kandinskys Frau Anja nicht akzeptieren wollte und eine eindeutige Entscheidung verlangte. Bei diesem aufregenden, oft schmerzlichen Hin und Her

Detail aus Abb. 1

der Liebe sollte jedoch nicht übersehen werden, daß die Beziehung zwischen Münter und Kandinsky im Herbst 1902 erst wenige Wochen alt war. Kandinskys Werben setzt sich 1903, auch über die Zeiten längerer Ferienaufenthalte Münters im Rheinland hin, fort. Im Sommer 1903 entschließt sich Münter nach einigem Zögern, erneut an einem Malaufenthalt von Kandinskys ›Phalanx‹-Klasse teilzunehmen, diesmal in Kallmünz in der Oberpfalz. Kandinsky, dies berichtet Münter in ihren verstreuten Erinnerungen, hatte zuvor mit seiner Frau Anja gesprochen, die ihn endgültig in Freundschaft freigegeben hatte. In Kallmünz kommt es bekanntlich zur ›Verlobung‹ zwischen Münter und Kandinsky, und zum ersten intimen Kontakt des Paares, wie eine vereinzelte Alters-Aufzeichnung Münters verrät. Nach diesem Zusammensein verbrachte Münter lange Monate bei ihren Geschwistern in Bonn, bevor sie sich erstmals im November 1903 in Würzburg wieder mit Kandinsky traf. Bald darauf bezog Münter, die bislang seit ihrer Ankunft in München im Frühjahr 1901 in der Pension Bellevue in der Schwabinger Theresienstraße 30 gewohnt hatte, endlich eine kleine Atelierwohnung in der Schackstraße am Siegestor. Doch Kandinsky drängte auf eine »gemeinsame Zeit der Prüfung«, möglichst fern von München und den Bindungen seiner Ehe mit Anja, der er sich weit über den konventionellen Anstand hinaus verpflichtet fühlte. Ende März 1904 fährt Münter deshalb nach Bonn und wartet dort sechs »lustlose« Wochen auf den Beginn der Reisetätigkeit mit Kandinsky.

Mit einer Fahrt nach Holland im Mai und Juni 1904 beginnt das unstete Wanderleben des Paares, das bis zum Jahr 1908 fortgesetzt wurde. Nach ihrer Rückkehr verbringt Münter wieder ein halbes Jahr in Bonn, während Kandinsky in München lebt. Dort löst er im September 1904 endgültig den gemeinsamen Haushalt mit seiner Frau Anja in der Friedrichstraße 2 in Schwabing auf. Anfang Dezember 1904 brechen Kandinsky und Münter zu einer mehrmonatigen Reise nach Tunis auf, von der sie erst im April 1905 über Italien nach München zurückkehren. Von Mai bis August 1905 mieten sie sich in Dresden ein und unternehmen eine Fußwanderung durch die sächsische Schweiz. Im November treten sie über Brüssel und Mailand einen großen Auslandsaufenthalt an, der diesmal über anderthalb Jahre dauern sollte. In den Weihnachtstagen 1905 erreichen sie Rapallo, wo sie sich für mehrere Monate niederlassen. Ab Mai 1906 folgt dann bis Juni 1907 ein einjähriger Aufenthalt

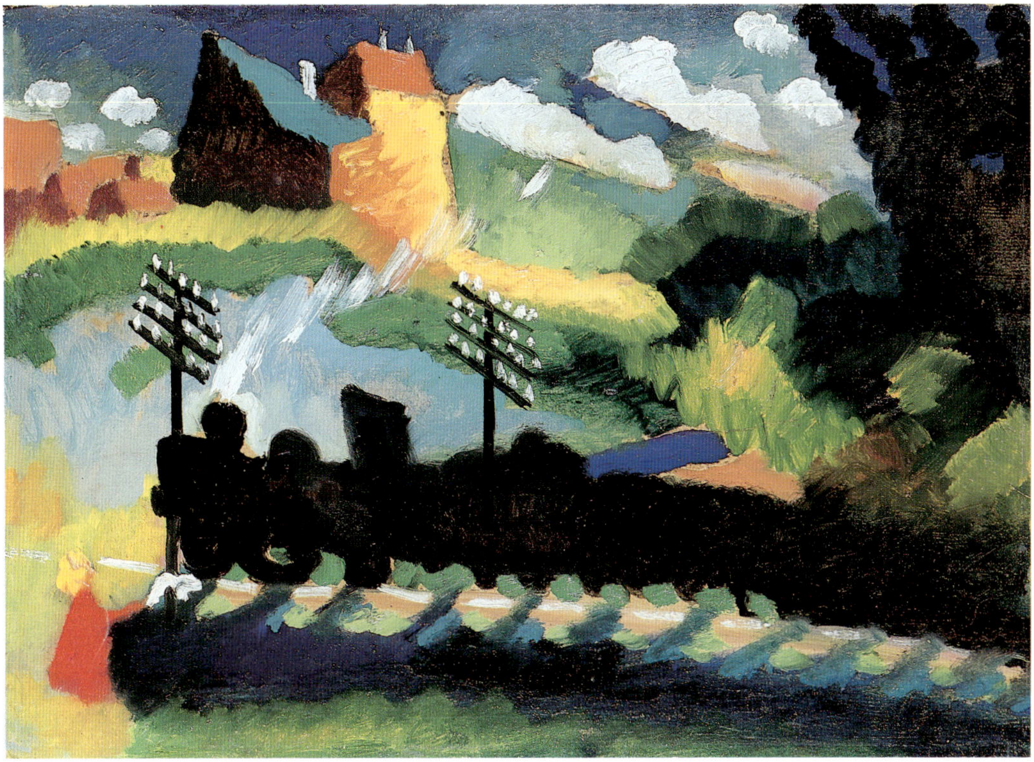

1 Wassily Kandinsky, Eisenbahn in Murnau, 1909

in Sèvres bei Paris. Daran schließt sich im Sommer 1907 eine Rad- und Fußtour durch die Schweiz an, von September 1907 bis April 1908 wohnen beide in Berlin.

Es kann kein Zweifel bestehen, daß diese Zeit des unsteten Reisens und der improvisierten Zweiergemeinschaft, herausgerissen aus den weiteren Zusammenhängen des persönlichen Lebens, eine schwere Hypothek für die Beziehung des Paares wurde und ihren Verlauf in diesen wichtigen ersten Jahren entscheidend mitprägte. Und diese Hypothek geht, wenn man nach einer ›Schuld‹ und Ursache des späteren Scheiterns suchen will, eindeutig zu Lasten Kandinskys. Es war ein unbefriedigender Zustand des Zusammenlebens, der umso schwerer wiegt, wenn man bedenkt, in wieviel stärkerem Maße noch als heute die Position einer unverheirateten Frau, in einem ›Verhältnis‹ lebend und mit vergleichsweise wenig Bewegungsfreiheit ausgestattet, Belastungen ausgesetzt war. Bereits ihren Geschwistern gegenüber hatte Münter Schwierigkeiten, sich für ihre Beziehung zu Kandinsky jenseits der festgelegten bürgerlichen Glücksvorstellungen zu rechtfertigen. Daß sie diese auch selbst hegte, einschließlich des uneingeschränkten und offiziellen Bekenntnisses Kandinskys zu ihr, ist nur zu verständlich. »Ich verzichtete auf das, was in meinen Augen Leben, Heim gewesen wäre«, schreibt sie dazu im hohen Alter, und korrigiert in einer Notiz Johannes Eichner, der ihrer Meinung nach in seinem Buch die Zeit in Rapallo zu positiv beschrieben hatte: »... das Leben war zu provisorisch, um befriedigend zu sein – ich konnte es nicht ändern und beschied mich damit ihm zuliebe, weil er litt.« Andererseits sind bereits in den Briefen Münters von 1903 bis 1905 Züge manifest, die nicht zuletzt durch ihre Unvereinbarkeit mit Kandinskys idealistischem Streben nach ungetrübter Vereinigung in Liebe und Arbeit ebenso Weichen für das letztendliche Scheitern gestellt haben mögen. Abschließend läßt sich darüber ohnehin nicht urteilen, zumal sich aus den Jahren 1905 bis 1908 kein einziger Brief von der Hand Münters erhalten hat. Aus ihren eigenen verstreuten Aufzeichnungen im Alter läßt sich lediglich erkennen, daß die dunkle und so belastende Stimmung, an der Kandinsky besonders im unglücklichen Pariser Jahr litt, scheinbar neben künstlerischen Zweifeln in allererster Linie auf die Gewissensbisse gegenüber seiner Frau Anja zurückzuführen war. »K. war in einer tiefen Freundschaft u. Verehrung verbunden mit s. ersten Frau, Anja Tschemiakin, die seine Cousine und Gefährtin seiner Universitätsstudien war.« Mehrfach erwähnt sie, daß Kandinsky an seiner Vergangenheit litt »und an dem Opfer, das Anja für ihn gebracht hat«. Einen depressiven oder destruktiven Charakter Kandinskys schlechthin, wie er später oberflächlich immer wieder aus seinen schriftlichen Selbstbezichtigungen dieser Zeit abgeleitet worden ist, erwähnt Münter jedoch an keiner Stelle.

Nach ihrer Rückkehr aus Berlin im April 1908 brechen Kandinsky und Münter bald zu einer Reise nach Südtirol auf, wo sie mehrere Täler durchwandern und sich einige Zeit in Lana einquartieren. Hier entstehen ihre letzten Ölstudien im Stil einer spätimpressionistischen Spachteltechnik, in dem beide während der gesamten letzten Jahre gemalt hatten. Als sie von dieser Reise am 8. Juni 1908 nach München zurückkehren, war der Entschluß gefaßt, sich wieder hier oder an einem schönen Platz der Umgebung dauerhaft niederzulassen. Auf einem ihrer Ausflüge in die Umgebung, den sie vom 17. bis 20. Juni an den Starnberger und Staffelsee unternehmen, entdecken sie den alten Marktort Murnau am Staffelsee im bayerischen Alpenvorland. Begeistert von seiner malerischen Lage auf einer Terrasse

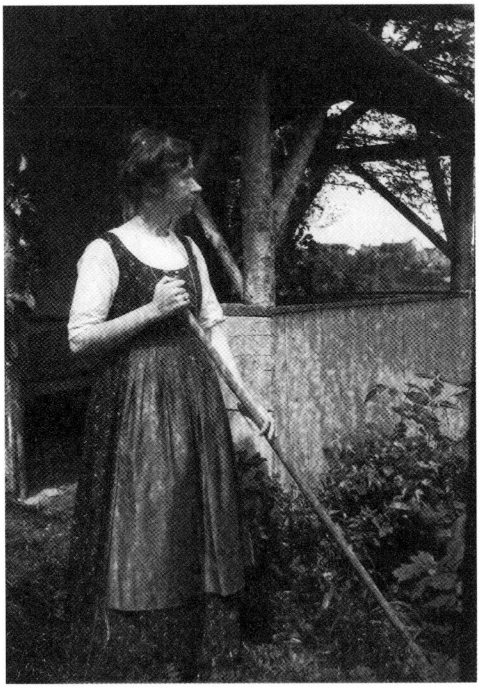

2 Gabriele Münter bei der Gartenarbeit
in Murnau, 1909

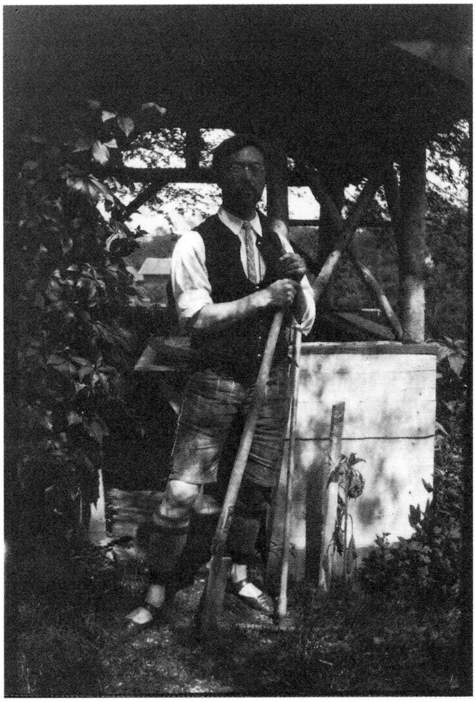

3 Kandinsky bei der Gartenarbeit
in Murnau, 1909

über dem flachgedehnten Murnauer Moos und vor der unvermittelt aufsteigenden Kulisse der Alpen, berichten sie ihren Malerkollegen Alexej Jawlensky und Marianne von Werefkin davon. Diese fahren kurze Zeit später nach Murnau und mieten sich im Gasthof Griesbräu an der Oberen Hauptstraße ein. Nach einer letzten Reise an die Seen der oberösterreichischen Alpen vom 27. Juli bis zum 8. August finden sich Kandinsky und Münter, von den Freunden herbeigerufen, ebenfalls in Murnau ein.

Die gemeinsamen Malwochen während der prachtvollen Spätsommerperiode von Mitte August bis zum 30. September 1908 in Murnau sollten zu einem Wendepunkt in ihrem persönlichen Leben und ihrer künstlerischen Entwicklung werden. Hier in Murnau erreichen beide in kurzer Zeit den Durchbruch zu ihren eigenen malerischen Ausdrucksmitteln, nach denen sie so lange gesucht hatten. Das intensive Licht des Alpenvorlandes, das häufig ohne viel atmosphärische Brechungen die Farben und Konturen der Landschaft und des Ortes in klaren Flächen herausstellt, trägt zu einer Befreiung ihres Sehens bei. In beispiellos flüssigem und spontanem Duktus entstehen zunächst in starken Farben Ansichten des Ortes, wenig später der näheren Umgebung mit dem Murnauer Moos und der Alpenkette. Besonders Münter malt in diesen Wochen beim gemeinsamen Umherschweifen im Freien mit großem Arbeitseifer bis zu 5 Ölstudien am Tag und faßt den entscheidenden Umbruch ihrer Malerei in der prägnanten, später vielzitierten Formel zusammen: »Ich habe da nach kurzer Zeit der Qual einen großen Sprung gemacht – vom Naturabmalen – mehr oder weniger impressionistisch – zum Fühlen eines Inhaltes – zum abstrahieren – zum Geben eines Extrakts.«

In ihren Aufzeichnungen erwähnt sie nachdrücklich die gute und anregende Zusammenarbeit mit dem Kollegen Alexej Jawlensky. Hand in Hand mit diesem bedeutsamen künstlerischen Fortschritt, der zugleich die Vorgeschichte des ›Blauen Reiter‹ einleitet, gingen die konkreten Bemühungen, nach den Jahren des Herumreisens endlich wieder seßhaft zu werden. Am 4. September 1908 fährt Kandinsky für kurze Zeit von Murnau nach München, um seinen Einzug in eine eigene Wohnung in der Ainmillerstraße 36 in Schwabing vorzunehmen, der, zwar immer noch mit einiger Verzögerung, einen gemeinsamen Haushalt mit Münter vorbereitete. Nach ihrer Rückkehr von Murnau im Herbst 1908 wohnt Münter mit einigen Unterbrechungen noch

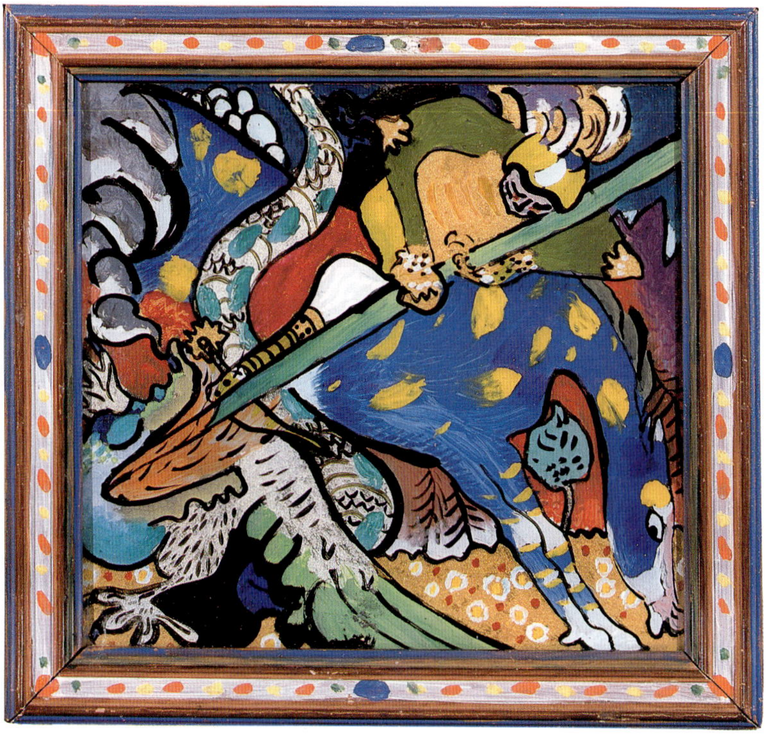

4 Wassily Kandinsky, Heiliger Georg I, 1911, Hinterglasbild

für ein Jahr in der Pension Stella in der Adalbertstraße, wo sie einige Häuser weiter ein Atelier unterhält.

Im Dezember 1908 fährt Kandinsky mehrere Tage nach Kochel und Urfeld an den Walchensee, wo er das befreundete russische Musikerehepaar Thomas und Olga von Hartmann trifft, um mit ihnen ein weiteres Zusammensein im Laufe des Winters zu vereinbaren. Dieser längere Aufenthalt zu viert in Kochel, während dem Kandinsky und Münter neben gemeinsamen Ausflügen auch eine Reihe von Winterbilder malen, findet dann vom 22. Februar bis zum 8. März 1909 statt. Währenddessen hatte sich im Januar des Jahres 1909 im fruchtbaren Klima des gegenseitigen Austausches und häufiger Kunstdiskussionen im Salon der ›Giselisten‹ Marianne von Werefkin und Alexej Jawlensky in der Schwabinger Giselastraße die ›Neue Künstlervereinigung München‹ gegründet. Neben Jawlensky und Werefkin, Kandinsky – der den Vorsitz übernahm – und Münter gehören die Maler Adolf Erbslöh und Alexander Kanoldt sowie die beiden Kunstliebhaber Dr. Oscar Wittenstein und Dr. Heinrich Schnabel zu den Gründungsmitgliedern. Als weitere Mitglieder kommen wenig später Wladimir von Bechtejeff, die Gebrüder Burljuk, Erma Bossi, Moissey Kogan und Alfred Kubin hinzu.

1909 wird zu einem intensiven Murnau-Jahr des Paares. Bereits ab Frühjahr sind sie wieder zusammen mit Jawlensky und Werefkin dort und wohnen zunächst gemeinsam im Privatquartier ›Volks Bazar‹ der Familie Echter in der Pfarrgasse. Im Juni dieses ebenfalls höchst produktiven Sommeraufenthaltes, während dem unter anderem Gabriele Münters Bild ›Jawlensky und Werefkin auf der Wiese‹ sowie ihr ›Porträt Marianne von Werefkin‹ entstehen, »zogen wir zu Xaver Streidl – in die neugebaute Villa, in die sich Kandinsky auf den ersten Blick verliebt hat. Dieser Liebe ist er treu geblieben. Es gab hin und her überlegen – er bearbeitete mich etwas – im Spätsommer war die Villa gekauft von Frl. G. Münter.«

Diese oft zitierte Tagebuchaufzeichnung Münters von 1911 hat ungewollt eine der vielen späteren Legenden über ihr Verhältnis mit Kandinsky befestigt, nämlich die Ansicht, Kandinsky habe als heimatloser Russe auf ihre Kosten gelebt. Beide lebten jedoch in den Vorkriegsjahren und während ihres Zusammenseins jeweils von einer Art Leibrente aus ihrem familiären Vermögen, die in beiden Fällen nicht üppig war. Während das Erbe der elternlosen Münter von ihrem Bruder Carl in Bonn verwaltet und ausbezahlt wurde – allerdings durch dessen leichtsinniges Verschwenden ab 1913 mehr schlecht als recht –, bezog Kandinsky Einnahmen aus der Vermietung eines eigenen Wohnhauses in Moskau und zeitweiligen Zuwendungen der Eltern; ab 1912 traten vermehrt Einnahmen von Bilderverkäufen hinzu. 1913 verkaufte Kandinsky sein Haus in Moskau, um auf einem neuerworbenen Grundstück ein neues Mietshaus zu bauen; daß er davon kaum mehr profitierte, vielmehr in den Kriegsjahren Schwierigkeiten hatte, für sich selbst dort eine Bleibe zu finden und schließlich in der russischen Revolution sein Vermögen verlor, steht auf einem anderen Blatt. Für Münter, die ebenfalls durch Krieg, Geldentwertung und schwindendes Erbe nach ihrer Rückkehr aus dem skandinavischen Exil 1920 in große finanzielle Schwierigkeiten geriet, wurde das Murnauer Haus letztendlich zur Heimat.

Ihr Kauf des Hauses in der Kottmüllerallee – von Schreinermeister Streidl jenseits der Bahnlinie München-Garmisch erst kurz zuvor für Sommergäste erbaut – wird am 21. August 1909 besiegelt. In den Jahren mit Kandinsky in Murnau richten sie das Haus gemeinsam mit Feuereifer ein, bestellen den Garten,

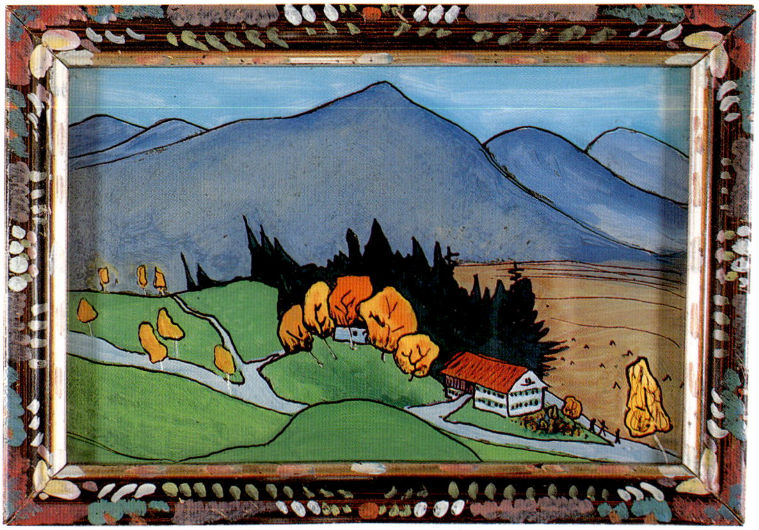

5 Gabriele Münter, Bayerische Landschaft mit Einödhof, um 1911, Hinterglasbild

bemalen die Möbel zum Teil mit eigenen Malereien nach schlichten Vorlagen und schmücken Wände und Tische mit religiöser Volkskunst und regionalem Kunsthandwerk.

Damit ist ein weiterer wichtiger Faktor benannt, der in der regen Schaffenszeit in Murnau um 1909 die Entwicklung ihrer Malerei hin zu neuen Ausdrucksmitteln mitbeeinflußte: die Entdeckung der bayerischen und böhmischen Hinterglasmalerei. Nach Münters Erinnerungen wies Jawlensky als erster die Freunde auf die große Sammlung von Hinterglasbildern des Murnauer Bierbrauers Johann Kroetz hin, die sich heute im Heimatmuseum Oberammergau befindet.

Allen voran beginnt Münter, Werke dieser Art nach alten Vorlagen zu kopieren und die Technik der Hinterglasmalerei bei dem damals in Murnau noch tätigen Glasmaler Heinrich Rambold zu lernen. Bald regt sie auch Kandinsky zur Hinterglasmalerei an, andere Künstlerfreunde des Kreises, 1911 Franz Marc, August Macke und Heinrich Campendonk, schließen sich an. Mit ihren leuchtenden, ungemischt reinen Flächenfarben, den schlichten schwarzen Umrißlinien und der ursprünglichen Innerlichkeit der Empfindung wird die Hinterglasmalerei neben der bäuerlichen Volkskunst zu einem wesentlichen Impuls für die Kunst des werdenden ›Blauen Reiter‹.

Kandinsky und Münter bleiben noch bis zum 20. September in ihrem neuen Murnauer Haus; in Münters Skizzenbüchern finden sich zwischen ihren Zeichnungen zahlreiche Einträge über Besorgungen für Haus und Garten. Schließlich darf die große Zahl an höchst qualitätvollen, graphisch klaren Schwarz-Weiß-Photos nicht unerwähnt bleiben, mit denen in erster Linie Gabriele Münter seit diesem Sommer ihre neue Umgebung in Murnau festhält. Auch im Oktober ist das Paar noch einmal dort. Im Dezember findet dann die 1. Ausstellung der ›Neuen Künstlervereinigung München‹ in der Galerie Thannhauser statt, die im Anschluß daran durch mehrere deutsche Städte wandert und der NKVM weitere öffentliche Resonanz beschert.

Im Februar 1910 verbringt Kandinsky einige Tage allein in Murnau, im April und Sommer arbeiten beide intensiv in Haus und Garten, zahlreiche Bilder und Bildentwürfe entstehen. Nachdem im September die 2. Ausstellung der NKVM, diesmal mit internationaler Beteiligung besonders französischer Künstler in München stattgefunden hat, reist Kandinsky Anfang Oktober über Berlin, wo er Münters Schwester Emmy und deren Mann Georg Schroeter besucht, für zwei Monate nach Rußland. Er bleibt zunächst für sechs Wochen in seiner Geburtsstadt Moskau und fährt Ende November weiter zu seiner Familie nach Odessa. Kurz vor Weihnachten trifft er wieder in München ein. Die beinahe täglich abgesandten Briefe Münters und Kandinskys aus diesen beiden Monaten der Trennung 1910 bilden ein Kernstück der Korrespondenz aus den Murnauer Jahren 1908 bis 1914, da sie besonders zahlreich und vollständig erhalten sind. Überraschenderweise erscheinen sie wie ein Spiegel, fast wie ein exemplarisches Lehrstück des traditionellen Mann-Frau-Dualismus: Kandinsky berichtet mit übersprudelnder Energie und Begeisterung von seinen Eindrücken und Aktivitäten in Moskau, den zahllosen Treffen mit Freunden, Verwandten, Künstlern, Intellektuellen, Sammlern, von Manuskripten, Vortrags- und Diskussionsabenden, Ausstellungs- und Theaterbesuchen. Münter, die zunächst mit ihrer Studienfreundin Hedwig Fröhner für zehn Tage nach Murnau fährt, erscheint dagegen über weite Strecken eher passiv, fast antriebslos, verschiedenen, oft negativen Gefühlsschwankungen unterworfen, auf engen häuslichen Kreis beschränkt und schließlich durch längere Zahnbeschwerden auch gesundheitlich beeinträchtigt. Man mag hierzu zunächst einwenden, daß Kandinsky schließlich allein, ohne seine Lebensgefährtin, in seine russische Heimat gefahren ist. Es gab jedoch anfänglich den – wohl recht halbherzigen – Plan, sich am Ende der Zeit in Rußland zu treffen und die

Heimreise gemeinsam zu unternehmen. Münter sieht sich dafür zunächst kurzfristig nach geeigneter Garderobe um, läßt den Plan wegen zu großen Aufwands dann allerdings selbst bald fallen. Weiter mag man einwenden, daß die tagebuchartige, kleinste Stimmungsschwankungen und Beobachtungen referierende Form von Münters Briefen durch das gegenseitige Versprechen diktiert ist, sich täglich ausführlich »Bericht zu geben«, wie sie es oft nennt. Kandinskys Briefe, die genauso häufig und ausführlich geschrieben sind, zeigen dennoch einen anderen Charakter. Schließlich ist natürlich zu bedenken, daß der Umkreis der Aktivitäten für Münter, allein mit der Haushälterin Anna Gruber in der Ainmillerstraße, objektiv begrenzter war als derjenige Kandinskys inmitten des herzlichen, geselligen Familienlebens seiner gut- bis großbürgerlichen Verwandtschaft und der vielen Treffen mit alten Freunden. Für Münter gab es Bewegungsmöglichkeiten in einem Rahmen, der ähnlich groß war wie etwa der von Malerinnen wie Marianne von Werefkin, Elisabeth Epstein oder Hedwig Fröhner. Doch häufig zieht sich Münter lieber zurück, zumal sie sich teilweise durch scheinbare Mißstimmigkeiten, etwa mit Werefkin und Jawlensky, beeinträchtigt fühlt. Kandinsky antwortet auf solche ausführlichen Schilderungen, die hier nur zum kleinen Teil aufgenommen werden konnten, häufig ermunternd, aber auch ausgleichend und mäßigend. Man liest die so gegensätzliche Korrespondenz mit einer gewissen Beunruhigung. Ein zentraler Widerspruch scheint zudem darin zu liegen, daß Münter, die häufig über ihre mangelnde Energie und Arbeitslust klagt, tatsächlich und in Wirklichkeit äußerst produktiv war. In den Herbstwochen 1910 malte sie zahlreiche Bilder und schildert auch die guten, konzentrierten Momente ihrer Entstehung in den Briefen an Kandinsky, der sie regelmäßig begeistert darin bestärkt. Dabei wird deutlich, daß Münter ihre Bilder offenbar sehr schnell malte – an einem Nachmittag schuf sie ein, oft sogar mehrere größere Werke. Der stete Druck der Arbeit und das gleichzeitige Gefühl, ihr nicht zu genügen, scheint dabei geradezu – neben ihrem zweifellos großem Naturtalent – ein eigentlich künstlerischer Zug Münters zu sein. An keiner Stelle ihres Lebens, auch nicht während ihrer größten künstlerischen und finanziellen Depression in den zwanziger Jahren, zog sie in Erwägung, die Malerei aufzugeben und etwa eine andere Tätigkeit aufzunehmen.

Am Neujahrsabend 1911 lernen Kandinsky und Münter bei Jawlensky und Werefkin in der Giselastraße Franz Marc kennen.

Dieser hatte im Herbst zuvor auf die Beschimpfungen der Presse über die 2. Ausstellung der NKVM eine eigene, positive Kritik veröffentlicht und war daraufhin erst mit Adolf Erbslöh, später auch mit anderen Mitgliedern der Vereinigung in Kontakt gekommen. Im Januar 1911 tritt er selbst der NKVM bei. Im Laufe des Jahres schließen sich er und Kandinsky schnell eng aneinander an und werden bald zu führenden Köpfen der Gruppe. Gemeinsam entwickeln sie den Sommer über den Plan zu einem Kunst-Almanach, dem sie bald den Namen ›Der Blaue Reiter‹ geben. Im Mai fährt Kandinsky für einige Tage allein nach Murnau, auch um sich mit seinem neuen Freund Franz Marc in Sindelsdorf zu besprechen. In dieser Zeit verfaßt Münter zu Hause in der Ainmillerstraße ihr rückblickendes Tagebuch, das in diesem Band als Zeugnis für die Jahre 1908/09 abgedruckt ist. Ende Juni bricht Münter dann zu einer zweimonatigen Besuchsfahrt zu ihren Verwandten nach Berlin, Herford und Bonn auf. Offenbar spielte bei dieser zeitweiligen Trennung des Paares auch der Wunsch mit, sich von vorangegangenen Anstrengungen zu erholen, wie Andeutungen in Münters Tagebuch und in den ersten Briefen nahelegen. Kandinsky verbringt den ungewöhnlich heißen Sommer des Jahres 1911 beinahe ununterbrochen in Murnau und widmet sich mit großer Hingabe der Gartenarbeit sowie der Ausarbeitung neuer Bilderzyklen. Ab und zu besucht er per Rad Franz und Maria Marc in Sindelsdorf, die im Juli ihren ersten Gegenbesuch in Murnau machen. Münter ist zunächst für vier Wochen bei der Familie ihrer Schwester Emmy in Berlin, wo sie einige Museen und auch den Sammler Bernhard Koehler besucht, einen Onkel August Mackes und Gönner von Franz Marc, der bald zum wichtigsten Mäzen des ›Blauen Reiter‹ wird. Anschließend fährt sie weiter zu ihren Verwandten im westfälischen Herford. In vielen seiner Briefe gibt ihr Kandinsky, sekundiert von Franz Marc auf dem Höhepunkt ihres ›Propaganda-Schwungs‹ für die NKVM den eindringlichen Rat, auf ihrer Reise die Leiter der neuen Museen an Rhein und Ruhr zu besuchen. Sie solle sich selbst und die Ziele der NKVM bei Karl Ernst Osthaus in Hagen, Ernst Gosebruch im Folkwang Museum Essen, Richard Reiche im Kunstverein Barmen und dem Galeristen Alfred Flechtheim in Düsseldorf vorstellen. Zudem hatten Kandinsky und Marc dem Kölner Museumsdirektor Alfred Hagelstange bei einem Kurzbesuch in München Bilder im Atelier der Ainmillerstraße vorgeführt. Da sich Hagelstange besonders von den Gemälden Münters beeindruckt zeigte und

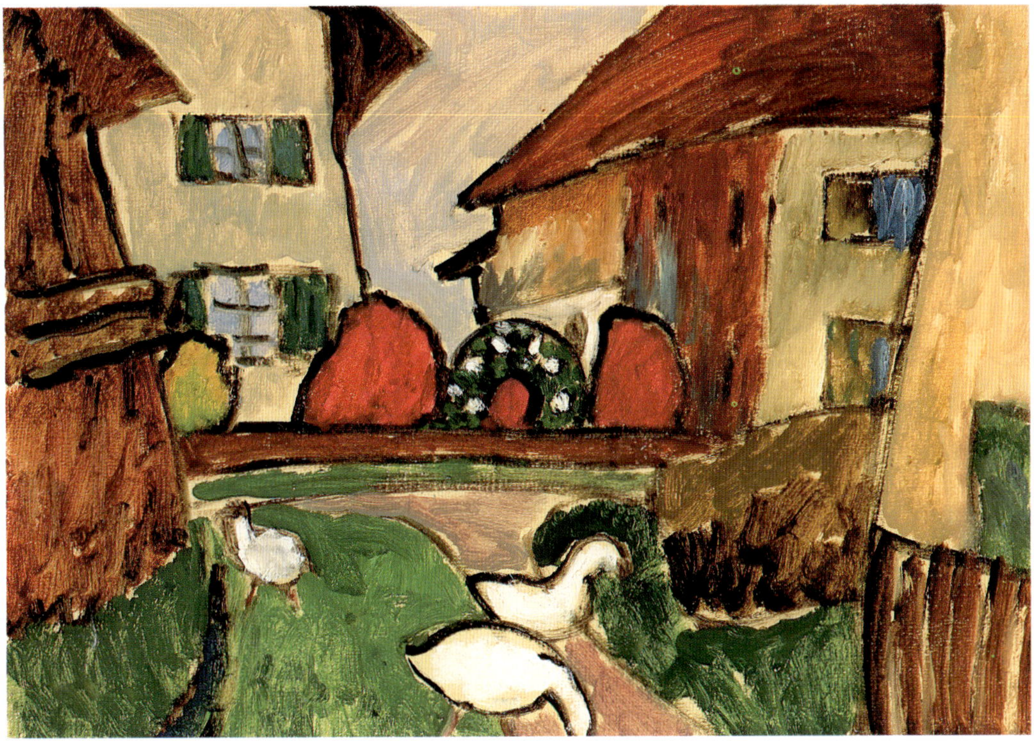

6 Gabriele Münter, Gänse in Seehausen, 1910

eine Einzelausstellung in Erwägung zog, versuchen nun Kandinsky und Marc mit beinahe jungenhafter Begeisterung von Bayern aus, Münter zu einem weiteren Besuch bei Hagelstange in Köln zu bewegen. Münter zeigt zunächst wenig Lust zu dieser Museumsreise. Sie zögert den Aufenthalt in Herford heraus und läßt zunächst auch Hagen und das Ruhrgebiet aus, als sie Anfang August zur Familie ihres Bruders Carl nach Bonn weiterfährt. Von dort aus entschließt sie sich aber doch zu einer mehrtägigen Besuchsreise nach Hagen, Essen, Düsseldorf und Köln, wo sie Alfred Hagelstange allerdings nicht mehr antrifft. Während sie das nicht zustande gekommene Treffen gelassen nimmt, zeigt sich Kandinsky von der versäumten Gelegenheit tief enttäuscht; eine Einzelausstellung Münters in Köln kam später auch nicht zustande. In Bonn lernt Münter bei ihrem Bruder Carl, der sich eine kleine aktuelle Kunstsammlung angelegt hat, August Macke kennen. Beide sind zunächst begeistert voneinander und tauschen auch künstlerische Auffassungen aus.

Neben der Fülle sachlicher Details fällt beim Lesen der Korrespondenz von 1911 auf, daß aus den Briefen Kandinskys, – zwar immer noch herzlich und freundschaftlich – die Zugewandtheit, der zärtliche, verliebte Überschwang und Enthusiasmus des Vorjahres geschwunden sind. Münter wirkt insgesamt stabiler als im Jahr 1910, doch entgeht ihr die Veränderung nicht. Ihre kleinen Anspielungen, daß sie Sehnsucht nach ihm habe oder ihr »Möchte manchmal wißen, ob ich dir nicht doch ein bischen fehle«, bleiben unbeantwortet. Vielmehr ist in Kandinskys Briefen viel von Fanny die Rede, der Haushälterin, die Anfang 1911 als Nachfolgerin von Anna Gruber in die Dienste von Münter und Kandinsky getreten war. Fanny Dengler hatte schon vor Jahren dem Ehepaar Anja und Wassily Kandinsky gedient und hegte gegen Münter als vermeintlichen Trennungsgrund der damals immer noch bestehenden Ehe eine tiefe Abneigung. Münter maß später ein wesentliches Element der Entzweiung mit Kandinsky der Anwesenheit Fannys bei, ohne ihm jedoch jemals mehr als Freundschaft und »übersteigertes Mitleid« gegenüber dem Hausmädchen zu unterstellen.

Nach Münters Rückkehr Ende August 1911 findet dann für eine knappe Woche im Oktober die legendäre Redaktionssitzung für den Almanach ›Der Blaue Reiter‹ statt, für die Franz und Maria Marc sowie August und Elisabeth Macke, assistiert von Helmuth Macke und Heinrich Campendonk, im Murnauer Haus von Münter und Kandinsky zusammenkamen. Die »unvergeßlichen Tage«, in denen der Almanach in Beiträgen und Diskussionen Gestalt annimmt, schildert Elisabeth Macke-Erdmann sehr anschaulich in ihren Erinnerungen. Gegen Ende des Jahres kommt es zur Spaltung zwischen den gemäßigten Mitgliedern der NKVM und den progressiven Kräften: Als die Jury für die 3. Ausstellung Kandinskys ›Komposition V‹ zurückweist, treten Kandinsky, Franz Marc, Gabriele Münter und Alfred Kubin aus der Vereinigung aus und organisieren in großer Eile eine Gegenausstellung. Diese ›Erste Ausstellung der Redaktion Der Blaue Reiter‹ findet vom 18. Dezember 1911 bis zum 1. Januar 1912 in der Galerie Thannhauser in München statt und zeigt neben Werken der Redaktionsmitglieder u.a. Bilder von Robert Delaunay, Elisabeth Epstein, Eugen von Kahler, Henri Rousseau, Albert Bloch und Arnold Schönberg. Sie geht anschließend bis 1914 auf Tournee durch zahlreiche Städte und macht den ›Blauen Reiter‹ weithin bekannt.

Den Sommer 1912 verbringt das Paar ab Juni überwiegend in Murnau. Im Oktober reist Kandinsky wieder, wie bereits zwei Jahre zuvor, über Berlin nach Odessa, anschließend bis kurz vor

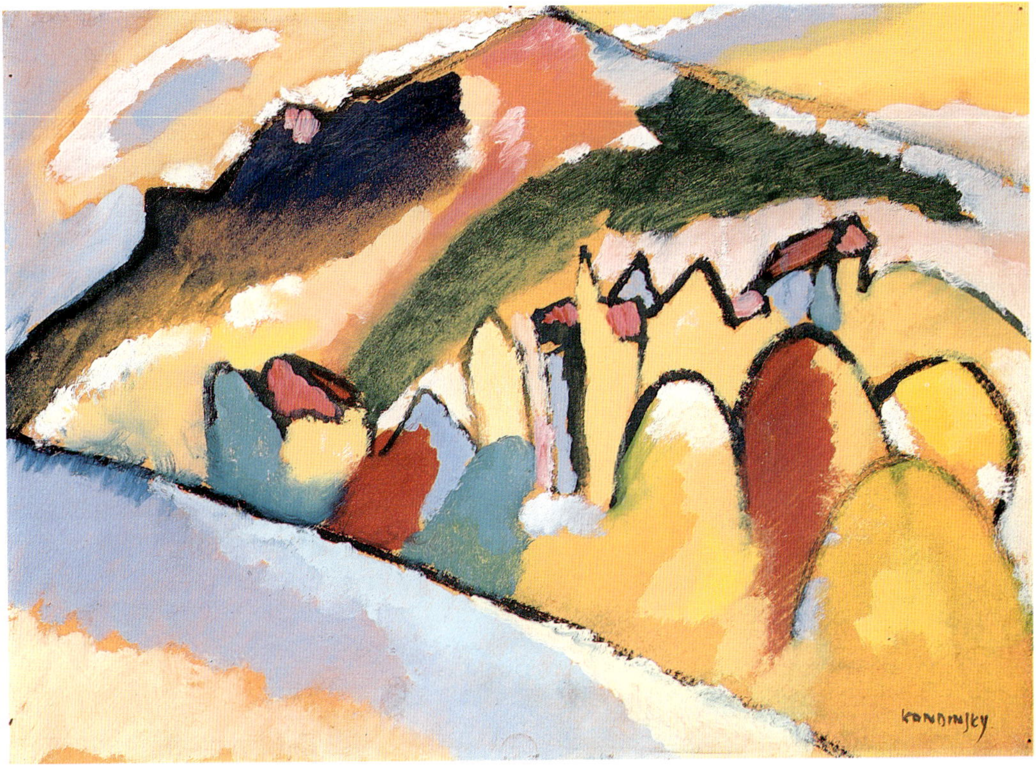

7 Wassily Kandinsky, Studie zu ›Herbst I‹, 1910

Jahresende nach Moskau. Den vielen Schreiben Kandinskys aus dieser Zeit stehen leider nur zehn erhaltene Briefe und Karten Münters gegenüber. Erneut haben sich Ton und Inhalt der Korrespondenz verändert, zum Teil bedingt durch den Strudel ihrer Aktivitäten um den ›Blauen Reiter‹, die Beschleunigung und Anspannung des Alltags mit seinen Kontakten zu Galeristen, Sammlern, Verlegern und Kritikern. Münter berichtet in ihren Briefen viel vom Ärger mit dem Galeristen Hans Goltz, vom unverschämten Verhalten eines Kunstkäufers, von Redereien Franz Marcs und seiner Frau und hinterbringt ihrem Gefährten jede schlechte Kritik von Presse oder Künstlern. Kandinsky, von Haus aus nach übereinstimmenden Beschreibungen der Zeitgenossen vom distinguierten, höflichen Auftreten eines gutbürgerlichen Intellektuellen, sind diese Streitigkeiten und Schroffheiten Münters offensichtlich zutiefst unangenehm. Er äußert sich jedoch zurückhaltend und kommt ihr auch entgegen, als es um den Ärger mit Goltz geht, wobei Münter ihm rät, auf seine geplante Einzelausstellung in dessen Galerie zu verzichten. Für die

Art und Schärfe dieser Aufregungen muß man sich vor Augen führen, daß bereits der Jahresanfang von schweren Mißstimmungen zwischen Münter und den Freunden des ›Blauen Reiter‹, Marc und Macke, überschattet war. Von diesem Streit im Frühjahr 1912, auf dem Höhepunkt der Erfolge des ›Blauen Reiter‹ und während seiner 2. Ausstellung in der Galerie Goltz, gibt der seit langem veröffentlichte Briefwechsel zwischen Macke und Marc sowie zwischen deren Frauen ein beredtes, zum Teil derbes Zeugnis. Kandinsky, dies belegen auch Briefe zwischen ihm und Marc, hatte sich damals hinter Münter gestellt. Im Laufe des Jahres nähern sich Münter und das Ehepaar Marc zwar wieder einander an, das Verhältnis mit Macke, der sich zunehmend auch von Kandinskys Kunst abwendet, bleibt jedoch getrübt. Alle diese Spannungen haben sicher dazu beigetragen, daß Münters Produktivität 1912 auffallend nachläßt, es entstehen erheblich weniger Bilder als in den Jahren zuvor. Kandinsky hingegen erlebt zwischen 1911 und 1913 seine schöpferischste Phase, in großen ›Improvisationen‹ und ›Kompositionen‹ gelangt er zum abstrakten Bild. Man mag annehmen, daß er mit der dominierenden Kreativität dieser Jahre Münter in ihrem Schaffensprozeß eventuell unterdrückt hat. Alles deutet jedoch darauf hin, daß sich Münter und Kandinsky im künstlerischen Bereich, ungeachtet aller persönlichen Entfremdung, stets ohne viel Worte verstanden haben und gegenseitig hochschätzten. Immer waren sie sich in der Beurteilung darüber einig, ob ein Kunstwerk echt und »innerlich« oder noch »äußerlich« war, und Münter betont noch im hohen Alter, daß Kandinsky ihr Talent stets anerkannt, geschützt und gefördert habe. Kandinsky wiederum läßt kaum eine Gelegenheit aus, die Gefährtin zur Arbeit zu motivieren und in positiven Eindrücken und Erfolgen zu bestärken. Fast möchte man annehmen, daß der Wunsch nach gemeinsamer, beflügelnder künstlerischer Arbeit für Kandinsky ein Grund gewesen war, sich in Münter zu verlieben. Daß er zumindest Frauen stets als gleichberechtigte Gesprächspartnerinnen betrachtete, etwa Werefkin, Epstein, Olga von Hartmann, Helene Blavatsky, geht aus vielen Zeugnissen hervor.

Einen Auftrieb in ihrer Arbeit erlebt Münter Ende 1912 durch den Besuch des Berliner Galeristen Herwarth Walden, der ihr auf Anregung Kandinskys einen Atelierbesuch macht. Er arrangiert Anfang 1913 eine große Einzelausstellung von ihr.

Im März und Mai 1913 sind Kandinsky und Münter für einige Zeit in Murnau, im Juni ist hier Kandinskys ehemalige Frau

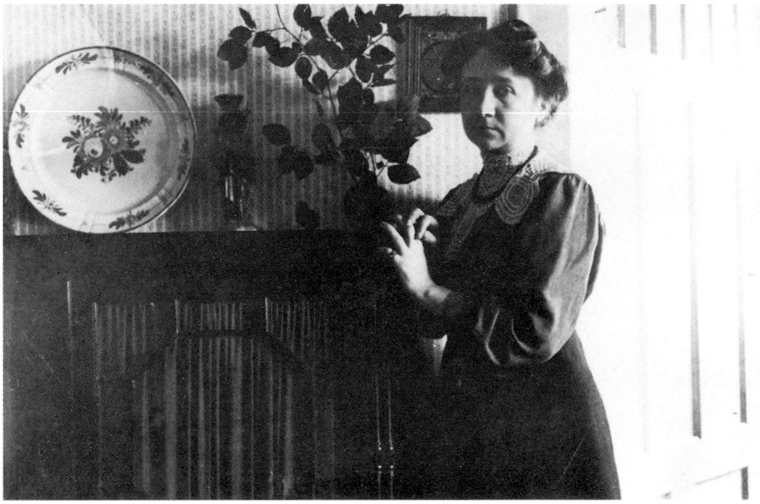

8 Gabriele Münter in der Ainmillerstraße in Schwabing, 1913

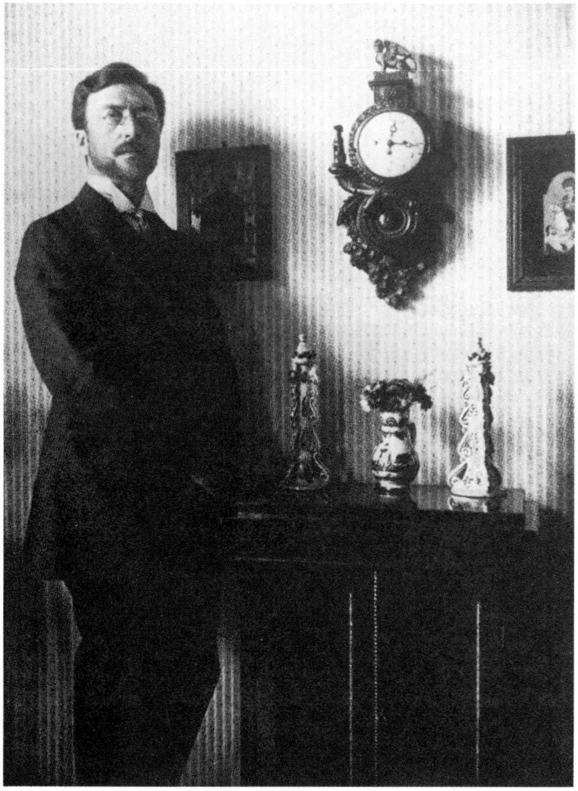

9 Kandinsky in der Ainmillerstraße in Schwabing, 1913

Anja, von der er 1911 geschieden wurde, zu Gast. Anja bildet zu Zeiten der Abwesenheit Kandinskys für Münter stets eine wesentliche Kontaktperson und wird entsprechend häufig in ihren Briefen erwähnt. Von Juli bis September 1913 reist Kandinsky erneut nach Moskau, diesmal, um sich intensiv um den Verkauf seines Hauses und den Neubau zu kümmern. Leider stehen den über zwei Dutzend Briefen Kandinskys aus dieser Zeit lediglich fünf erhaltene Schriftstücke Münters gegenüber. Aus der Korrespondenz geht unter anderem eindeutig hervor, daß eine der hartnäckigsten Legenden über Münter und Kandinsky, nämlich, daß dieser die Geliebte 1917 ohne Ankündigung verlassen habe, um eine Jüngere zu heiraten, in dieser Form nicht haltbar ist. Vielmehr werden Spannungen, latent seit mindestens 1912 vorhanden, nun immer offensichtlicher. Hatte Münter schon 1912 geschrieben »Ich fühle mich ohne dich einsam u. bin unruhig um dich – u. weiß, daß ich mich mit dir ebenso einsam fühle«, so gesteht sie 1913 ein, bereits die ganzen letzten Jahre nicht glücklich gewesen zu sein. Im Alter erinnert sie sich, daß sie 1913 einmal kurz davor war, ihre Koffer zu packen, ein andermal ausriß und sich stundenlang im Englischen Garten aufhielt. Zudem litt sie 1913 und 1914 viel an Kopfschmerzen. Doch auch Kandinsky war nicht glücklich. Aus seinen Briefen von 1913 spricht zum Teil Müdigkeit, bisweilen blitzt unter seinem »sanften, wohlerzogenen Wesen« (Johannes Eichner) Gereiztheit auf. Münter schreibt später, daß Kandinsky sich in dieser Zeit zunehmend zurückzog und ihr unverständlich wurde, zugleich aber beteuerte, daß er sie nie verlassen könne. Diese Undurchschaubarkeit ist vielleicht vereinfacht damit zu erklären, daß Kandinsky einsah, Münter nicht mehr lieben zu können, sich dies jedoch aus seinem ausgeprägt schlechten Gewissen und Mitleidsgefühlen nicht eingestehen wollte. Münter beschreibt diese Widersprüche im hohen Alter einmal mit »Härte und Kälte« einerseits; auf der anderen Seite: »Die Fähigkeit zu Liebe und Mitleid war wahnsinnig übersteigert«. Münter wiederum war stets zu »unbewußt und vertrauensselig«, wie sie später schreibt, und hatte zu wenig Abstand zu sich selbst und zu anderen, um ihre Situation vorausblickend einschätzen zu können.

Im April 1914 fährt Kandinsky zur Erholung mit seiner Mutter nach Meran. Von Mai an sind er und Münter für die Sommermonate in Murnau, bestellen noch einmal Haus und Garten. Am 3. Juli 1914 unternehmen sie einen Ausflug in die Höllentalklamm bei Garmisch. Diesen Eindruck hat Kandinsky in seiner

›Improvisation Klamm‹ verarbeitet; auf der Vorzeichnung ist links ein apokalyptischer Reiter zu sehen. Bei Kriegsausbruch fahren Münter und Kandinsky am 1. August überstürzt nach München zurück. Am 3. August emigrieren sie über Lindau nach Rorschach am Bodensee ins Schweizer Exil. Dort trennen sie sich Ende November in Zürich. Kandinsky, dem ein weiterer Aufenthalt in Deutschland als »staatsfeindliches Element« nicht möglich ist, kehrt nach Moskau zurück.

Diese – zunächst räumliche – Trennung soll am Schluß unseres Buches stehen. Kandinsky hatte der Gefährtin vorgeschlagen, nicht mehr zusammenzuleben, aber weiterhin in Freundschaft zusammenzutreffen. Nach strapaziöser sechswöchiger Reise schreibt er am 25. Dezember 1914 aus Moskau: »Das Briefchen, das du mir vor der Abreise gabst, habe ich freilich gelesen. Ich möchte dir helfen und dir Freude machen. Oft denke ich daran, wie einsam du geblieben bist, und es tut mir sehr weh. Es scheint mir aber doch, daß die von mir vorgeschlagene Form die beste ist: Die letzte Zeit habe ich viel neue graue Haare

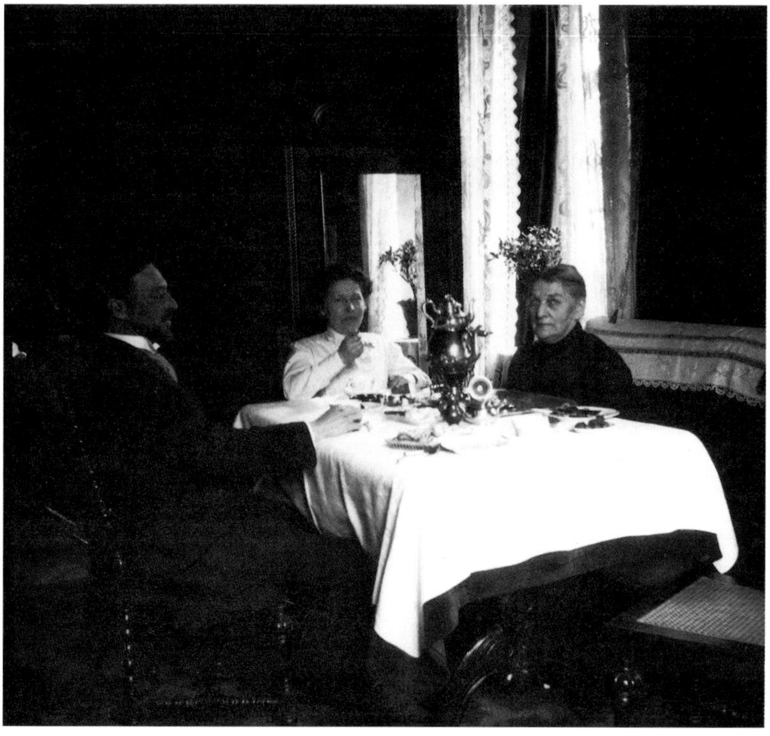

10 Kandinsky, seine geschiedene Frau Anja und seine Mutter am Teetisch, 1913

bekommen und tatsächlich war nicht die Reise daran schuld. Das Gewissen drückt mich. Ebenso das Bewußtsein, daß vieles, was ich tun sollte, außer Möglichkeit für mich steht: gegen meine Grundnatur kann ich nichts machen. Aber Zeit bringt Rat. Das unwillkürlich lange Auseinandersein wird sicher in manches Klarheit bringen.«

Seine Hoffnung, daß Münter ohne ihn zu einem stabilen, vollständig empfundenen Leben zurückfinden würde, erfüllen sich nicht. Am 1. Januar 1915 schreibt er: »Wie unendlich gerne möchte ich dir helfen. Immer scheint es mir, d. h. ich bin sicher, daß die von mir vorgeschlagene Form die beste ist. Du wirst nicht allein sein und eine sichere Seelenwärme wird dich immer vor der Einsamkeit schützen. Jeder von uns wird seine volle Freiheit haben. Ohne die, wie ich immer deutlicher sehe, ich nicht viel wert bin. Ich bin wirklich überzeugt, daß du selbst sehr zufrieden sein wirst, viel mehr leisten wirst – das bittere wird immer mehr abnehmen und das fröhliche den leergewordenen Raum einnehmen.«

Im Winter 1915/16 sahen sich beide in Stockholm zum letzten Mal. Dorthin war Münter gegangen, um im neutralen Ausland auf ihn zu warten und hatte ihm zahlreiche schmerzliche Briefe geschrieben. Daß Kandinsky bei diesem letzten Treffen nicht den Mut fand, den Bruch endgültig zu machen, sondern im Gegenteil der bittenden Gefährtin ein Wiederkommen versprach, bleibt sein unleugbarer Fehler.

In den meisten der verstreuten Aufzeichnungen Münters von 1956/57 ist noch immer Bitterkeit über das Unrecht dieser Trennung und ihre nachfolgende große Einsamkeit spürbar. An einer Stelle versucht sie eine Gegenüberstellung ihrer beider positiver Eigenschaften: »Bei ihm ist Vornehmheit, Güte, Reinheit, Liebesfähigkeit, Genialität. Bei mir Unbewußtheit, kindliches Gemüt, Treue, Anspruchslosigkeit.« Und schließlich notiert sie lapidar für Johannes Eichners geplante Doppelbiographie von 1957: »Er war Idealist u. *wollte nicht* unehrlich sein, aber als ihm klar wurde, daß wir eigentlich nicht zusammen passen, wurde er böse und ungerecht – er hatte keine Überlegenheit – keinen Humor … Diese Gedanken sind noch wichtig für das Buch. Er hat versagt – ich habe versagt – darum ging es schlecht aus«.

In unserem Buch wiederum soll die lebendige Gegenwart entscheidender Jahre des Zusammenlebens bis 1914 Gestalt gewinnen. In Briefen, die zu den sprechendsten menschlichen, künstlerischen und zeitgeschichtlichen Dokumenten am Beginn unseres Jahrhunderts gehören und in einer Sternstunde der Malerei die Durchdringung von Kunst und Leben, Kunst und Liebe, transparent machen.

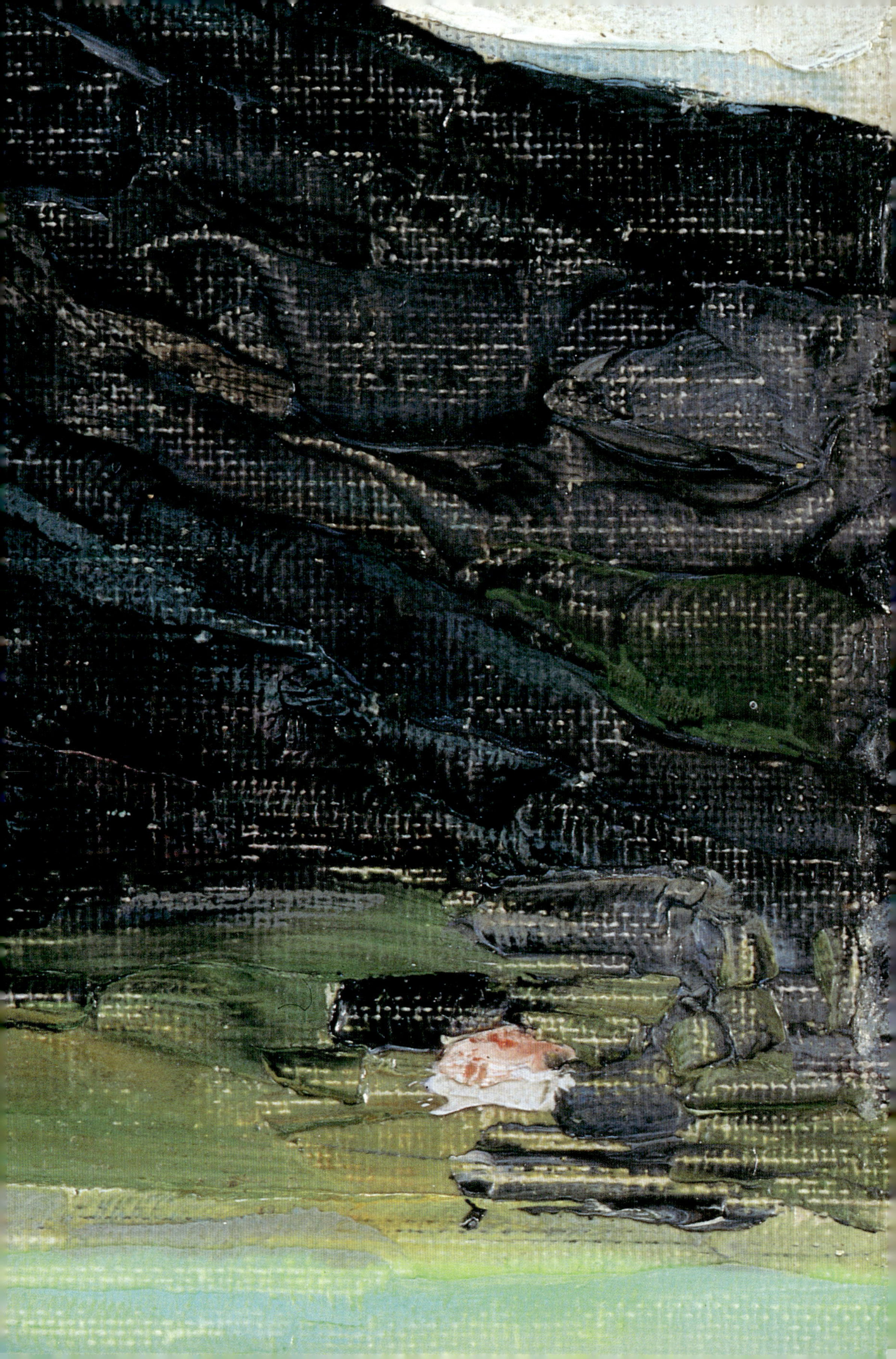

VORGESCHICHTE – KOCHEL 1902

Unter den verstreuten Aufzeichnungen, die Gabriele Münter im hohen Alter, 1956/57, für ihren zweiten Lebensgefährten Johannes Eichner gemacht hat, befinden sich auch zwei Versionen über die Anfänge ihrer Bekanntschaft mit Wassily Kandinsky: ihren Eintritt in seine ›Phalanx‹-Malklasse und den ersten Sommeraufenthalt in Kochel 1902. Münter war damals 25 Jahre, der 1896 von Moskau nach München gekommene Kandinsky 36 Jahre alt. Ihre Erinnerungen sollen hier erstmals im Zusammenhang publiziert werden:

Dann forderte mich eine Studentin in der Pension »Bellevue« Theresienstr. 30 auf, die interessante Phalanxausst. in der Finkenstr. zu besuchen. Da gab es Kollektion vom Finnen Axel Galén – Ich erinnere mich an das sonnige klare Bild Kandinsky[s] »Die alte Stadt« u. 2 Bildhauer Hecker und Hüsgen. die *Masken* der 11 Scharfrichter von Hüsgen gefielen mir sehr. Es zuckte mir in den Fingern – bildhauern wollte ich. Bald ging ich zur Phalanxschule u. meldete mich in der Bildhauerklasse Hüsgen an für nachmittag. Dazu *gehörte* dann der Abendakt bei K.[andinsky] – ich ließ den Abendakt, den ich vorher besucht hatte, u. nahm die Gelegenheit mit. Da war dann ein neues künstlerisches Erlebnis, wie K., ganz anders, wie die andren Lehrer – eingehend, gründlich erklärte u. mich ansah, wie einen bewußt strebenden Menschen, der sich Aufgaben u. Ziele stellen kann. Das war mir neu u. machte Eindruck. – Es war außerdem sehr nett im III Stock der Hohenzollernstr. Phalanxschule. Wenn die Klasse Hüsgen wegen Ofenmangel, Modell, od. Reise des Lehrers Hüsgen nicht recht in Gang war, hieß es, die Bildhauer dürfen in der Malklasse mitarbeiten. Da kam es dazu, daß ich das erste Ölstilleben, das K. bestellt hatte, mitmachte. Das wurde von K. gleich beachtet, als frisch u. farbig gesehen. Zwischen Nachmittag u. Abendakt war 4-5 Pause, da sorgte die Obmännin Olga Meerson für Tee an einem Tisch zusammen. Die Maria Giesler u. Emmi Dresler waren auch da. Carl Palme, u. zum Besuch der Giesler kam der Scharfrichter [...] Dr. Robert Kothe (Rechtsanwalt) – der Lautensänger, bei dem Giesler Gesangsstunden nahm. [...] Zum Sommer wollte K. n. Kochel u. Meer-

Detail aus Abb. 12

son warb dafür. Ich lud eine Kollegin aus dem K. [Künstlerinnen]Verein ein einen Ausflug nach Kochel zu machen, um es anzusehen. Ich mietete ein hoch gelegenes Zimmer im II Stock eines Hauses (Bauunternehmer Puntel) das in die Ebene u. Norden sah – [...] K. erzählte mir später, daß es ihm eine große Freude war, als Frl. Meerson ihm sagte, daß ich mich zu seiner Sommerschule angemeldet habe. Dann fand sich die K.schule in Kochel zusammen da waren Giesler u. Dresler. Meerson, Russin Stanukowitsch, Hedwig Fröhner (sie hatte Besuch ihrer jüngeren Schwestern Helene u. Mariele – wir hatten einen sehr lustigen Abend zusammen, wo Fröhner nur mich dazu eingeladen hatte) –, Helene konnte viel Spaß machen – wir lachten u. sangen zusammen, die Fröhners wußten viel Volkslieder – schwäbisch. [...] K. gab in Kochel jedem Schüler eine Trillerpfeife, damit er uns zur Korrektur leichter findet. [...] Wir aßen Mittags gewöhnlich in Kas Hotel im »Grauen Bär« am See mit K., Palme, Meerson u.a. Einmal malte ich am See u. K. kam zur Korrektur er sah meinen Malkasten an u. fand darin schlechte Farben, z.B. Schweinfurter Grün u. andere. Die feuerte er alle ins Gras, als verboten. Und ich brauchte nur noch gute Farben, die er erlaubte. auf Spaziergang sprach er von Farben u. Mischungen. Es war zuerst regnerisch u. grau. Ich hatte e. langen Gummimantel mit Pelerine u. ein feines Fahrrad. So kam es, daß K. u. ich radelten u. um den See kl. Ausfahrten machten. Die andern Schüler waren ohne Rad. Gemalt habe ich noch nicht viel. K. wohnte im »Kurhotel« am See. alle Schüler hatten Zimmer privat. [...]

Dann sollte seine Frau kommen – er suchte Wohnung u. fand sie im I Stock bei Puntel, unter mir. Seine Frau zog ein (mit Fanny u. Haushalt für ihn) Er lud mich ein, ihr einen Besuch zu machen. Danach erzählte er, daß ich gut gefallen habe u. daß die Damen besonders von meinen schönen Händen gesprochen haben, was er selbst noch garnicht bemerkt hätte. Bei der nächsten Correktur sagte er mir, es sei ihm peinlich daß wir immer Ausflüge machen u. s. Frau könne nicht mitmachen, da sie selbst nicht radelt und schlecht gehen kann. Ich möchte doch lieber abreisen. Ich kam nun eben auf den Geschmack des Malens, weil das Wetter besser geworden war – aber natürlich fuhr ich weg n. Bonn zu m. Geschwistern. Da machten wir eine gr. Radtour in die Gegend von Idar u. Oberstein wo die Edelsteinschleifereien sind. Ich schrieb wahrscheinlich Ansichtskarten an K. u. bekam eine von ihm [...]

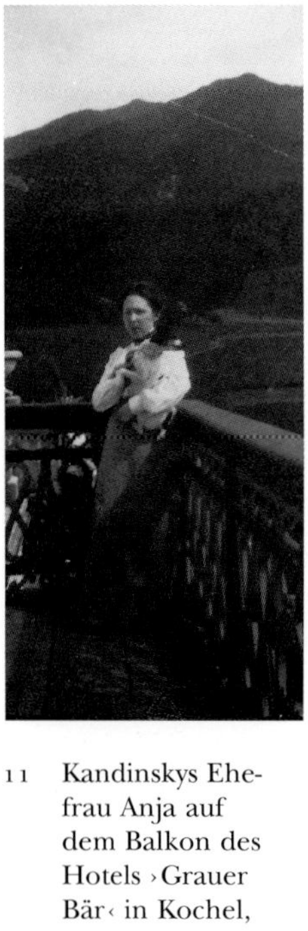

11 Kandinskys Ehefrau Anja auf dem Balkon des Hotels ›Grauer Bär‹ in Kochel, 1902

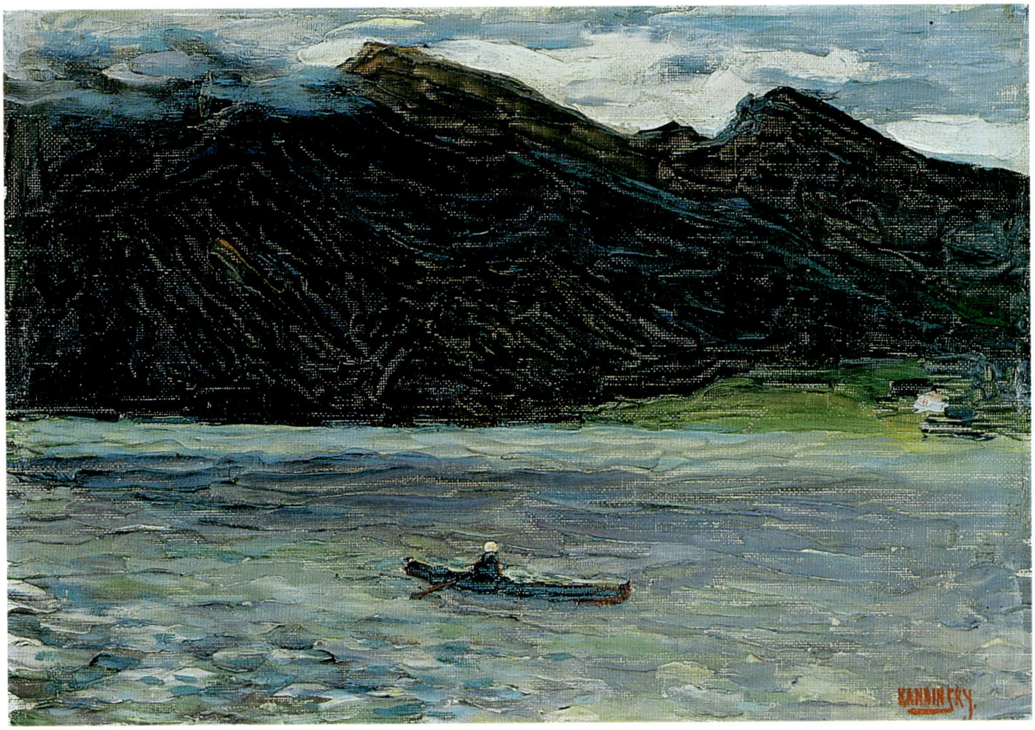

12 Wassily Kandinsky, Kochelsee mit Boot, 1902

Zum Herbst ging Schule K. wieder los, in der Hohenzollernstraße. Vormittag, Nachmittag, Abend. Er bekam von mir Briefchen in seine Manteltasche gesteckt u. besuchte mich manchmal »Privatkorrektur« in der Pension »Bellevue«. [...] Er benahm sich durchaus fein u. zurückhaltend – werbend, u. erzählte viel von sich.

In ihrer Version über die Anfänge in der ›Phalanx‹-Schule fügt Münter eine Episode an, die wohl entscheidend zu der zarten Annäherung zwischen ihr und Kandinsky beigetragen hat. Robert Kothe, das oben erwähnte Mitglied der ›Elf Scharfrichter‹, der nicht nur Maria Giesler, sondern auch Gabriele Münter einige Gesangsstunden in Begleitung seiner Frau gegeben hatte, spielt dabei eine Rolle.

Er [Kandinsky] radelte gern mit mir in die Gegend. Wir versuchten mal gegenseitig die Lenkstange zu umfassen u. plumpsten hin – u. standen wieder auf. Es hatte nichts gemacht. Einmal machte die ganze Gesellschaft Ausflug an den Walchensee. Die Natur wirkte lösend auf mich, auf d. Rückweg tanzte u. sang ich auf der Landstraße u. merkte, daß das K. Eindruck machte u. benahm mich wieder zivil u. ruhig. [...] Einmal besuchte m. aus Mnch. [München] Rob. Kothe u. K. war gerade bei mir z. Tee eingeladen. Kothe schlug mir eine Tour auf den Herzogstand vor – ich fragte K. ob er mittut – K. entschloß sich dazu, weil er Kothe nicht traute. u. wir machten den Ausflug zu dritt u. Kothe war etwas enttäuscht. Ich verstand die Sache nicht u. daß die Rollenverteilung nicht harmlos war. Kothe ging dann auch bald auf dem Rückweg allein weiter. Wir hatten auf d. Berg übernachtet – die Herren im allgem. Saal ich im Zimmer od. kleinen Saal. Das weiß ich nicht mehr. Jedenfalls gingen wir zum Spaziergang auf die Spitze. K. war blasiert u. fand, daß da nichts für ihn zu malen ist. Bergab stützte ich mich auf K. Schulter u. dann mußte Kothe bald nach München u. K. hatte mich beschützt, ohne daß ich es wußte. Ich war zu naiv.

Unter diesen einzigartigen Aufzeichnungen findet sich auch ein von Münter geschriebener kleiner Zettel mit dem später – durch die Publikation Johannes Eichners – so bekannt gewordenen, häufig zitierten Urteil Kandinskys über das Talent seiner Schülerin:

als Zitat [solche kleinen Anweisungen für Eichners Buch gibt es mehrfach]: K. der große Kunstpädagoge verzweifelte an s. Aufgabe bei G.M. – er sagte, »du bist hoffnungslos als Schüler – man kann Dir nichts beibringen. Alles was ich für Dich tun

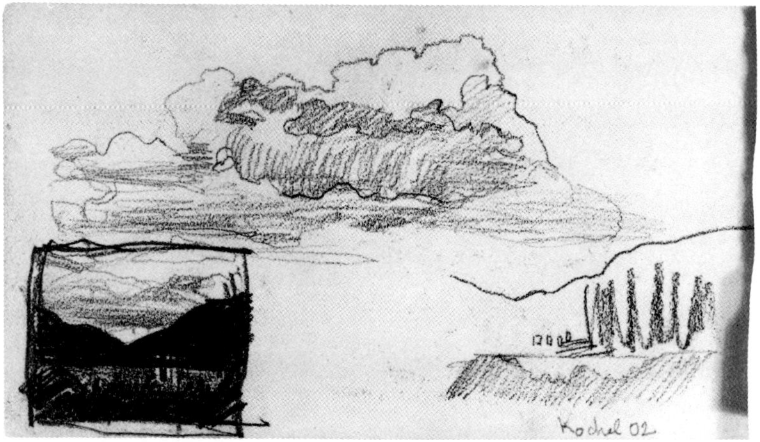

13 Gabriele Münter, Landschaft am Kochelsee, 1902, Bleistift, Skizzenbuch

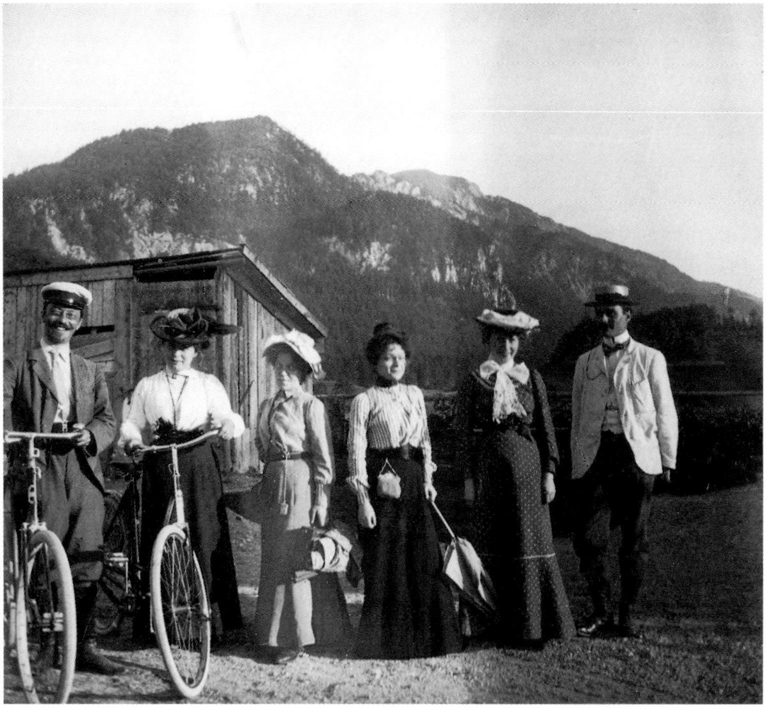

14 Kandinsky mit seiner Malklasse in Kochel, 1902

kann, ist Dein Talent zu hüten u. zu pflegen, als guter Gärtner, nichts Falsches dazu kommen zu lassen – Du kannst nur das machen, was in Dir (selbst) gewachsen ist.

Später ist Münter, wie sie in ihren Erinnerungen schildert, auf Bitten Kandinskys aus Kochel abgereist und verbringt den Rest der Ferien bei ihren Geschwistern in Bonn.

Er antwortet ihr nach Bonn auf einen Brief, der nicht erhalten ist.

KOCHEL, 9.9.1902
WASSILY KANDINSKY
AN GABRIELE MÜNTER

Liebes Fräulein Münter!
Ich danke Ihnen sehr für Ihren netten Brief, der mir wirklich viel Freude gemacht hat. [...] Daß Sie so viel Erfolg und Freude mit dem Spachtel haben, ist mir sehr und nochmals sehr angenehm. Ich habe ja immer gemeint, daß die faule M. mal was gutes macht. Sie muß nur so a bisl Geduld haben. [...]

Vier Studien habe ich seit Ihrer Abreise gemacht. Die große Rolle Leinwand steht noch immer verpackt im Winkel ... [...]

Ja! ich höre schon den ernsten und farbenreichen Herbst kommen. Der goldgestickte kommt und sagt: »du! wo ist denn dein Retourbillet?« Ach! Du lieber Gott! Die rosa Blumen sind verwelkt. Wo ist denn der Sommer geblieben? Ich erwarte aber von dem goldgestickten Herrn auch manche schöne Sachen. Ob er sie mitbringt?

Meine Frau läßt Sie freundl. grüssen

mit bestem Gruss Ihr Kamerad W. Kandinsky

In diesem Brief schildert Münter u. a. ihrem Lehrer die einwöchige Radtour, die sie mit ihrer Familie nach Idar-Oberstein unternommen hat.

KÖLN, 22.9.1902
GABRIELE MÜNTER AN
WASSILY KANDINSKY

Lieber Herr Doktor!
Eben bekam ich Ihre Ansichtskarte aus Kochel, welche über Bonn und Düsseldorf mir nachgereist ist. Schönen Dank. [...] Bin augenblicklich hier bei meiner Freundin nachdem ich in Düsseldorf 3 Tage für die Ausstellung hatte, welche wirklich sehr sehenswert ist. [...] Morgen will ich mich mit Fräulein Giesler u. Dresler in Düsseldorf treffen zu einem fidelen Nachmittag – danach bin ich vielleicht noch einen Tag oder so hier, dann geht es aber wieder nach Bonn, wo ich leider nicht mehr viel Zeit habe, da ich in den ersten Tagen des October wieder nach München fahren will. [...]

Sind denn alle Ihre Reisepläne unrettbar in den Kochelsee gefallen? War es dort auch bis vor ein paar Tagen immer so schlechtes Wetter? Sind die Äpfel schon dick und rot? und haben die Bäume schon ihr buntes Kleid? Ich bin zum Arbeiten garnicht mehr gekommen seit dem bescheidenen Anfang, den ich in Bonn machte und habe viel auf das Wetter geschimpft. Wenn ich bedenke, daß es nur noch ungefähr 14 Tage sind, bis ich mich wieder in München ins Joch spanne scheinen mir die Ferien am Rhein doch recht rasch vergangen zu sein. [...]

Nun muß ich Sie aber endlich mit meinem Geplausch verschonen und schliesse mit herzlichen Grüssen

Ihre Ella Münter

Den Brief, ohne Umschlag, schickte Münter offenbar nicht ab; er beginnt in Briefform und hört in Tagebuchform auf. Vom selben Tag stammt eine Briefhülle mit einer in Bleistift geschriebenen Tagebuch-Notiz, in der Münter Verwirrung und auch Reue über das Geschehene, die ersten Zärtlichkeiten, erkennen läßt.

MÜNCHEN, 12.10.1902
GABRIELE MÜNTER AN
WASSILY KANDINSKY

Lieber K! (So unterschreibst Du Dich nämlich u. wie soll ich Dich schliesslich anders nennen) Zum Zeitvertreib, u. weil ich an Dich denke, will ich Dir etwas vor erzählen u. berichten, was ich seit gestern Abend gethan und einiges von dem, was ich gedacht habe. [...]

Nun laß mich versuchen, Dir etwas von meinen Gedanken zu sagen. Ich glaube, es steht so mit mir, wie ich Dir schon in Kochel u. Seeshaupt sagte – nämlich, daß ich — Herrjeh! – (daß ich sowas so schwer sagen kann!) seit ich Dich als Lehrer kannte, Dich immer famoser u. verehrungswürdiger fand. Du interessiertest mich dann auch persönlich u. ich liebte Dich so – u. thue das noch – u. werde es immer thun – wie Dich sicher die meisten der Menschen lieben, die Dich so kennen lernen, wie ich es that – u. dann liegt das, was dann noch kam an Dir und an meinem etwas schwächlichen Charakter und vielleicht auch dem für mich überraschenden u. unvorhergesehenen – ich wusste mir nicht zu helfen u. weiß es auch jetzt noch nicht recht. [vier Zeilen ausgestrichen]

Meine Idee von Glück, ist eine Häuslichkeit so gemütlich u.

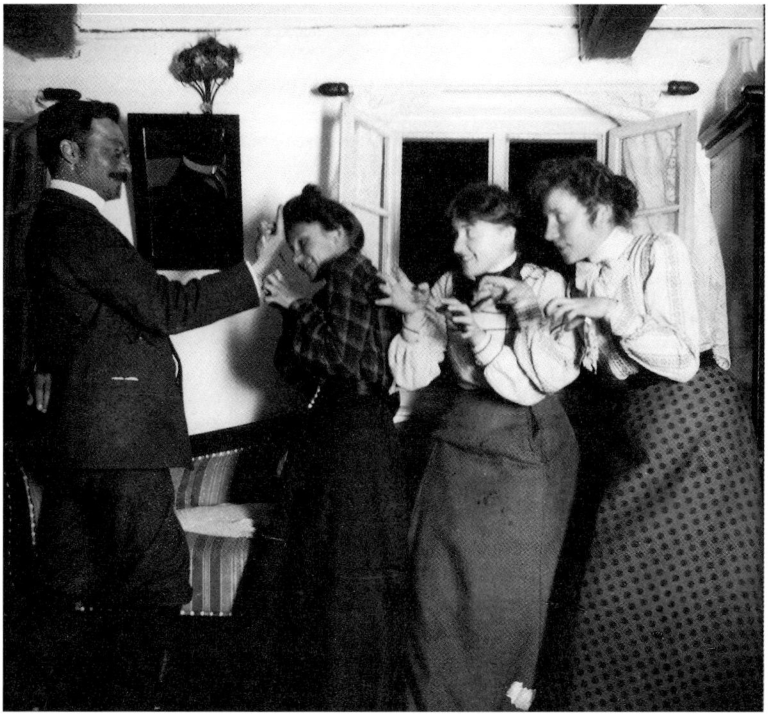

15 Kandinsky, Stanukowitsch, Helene und Hedwig Fröhner im Hotelzimmer in Kochel, 1902

harmonisch, wie ich sie eben machen könnte u. ein Mensch der ganz u. immer mir gehörte – aber – das muß absolut nicht sein – wenn es nicht ist u. wenn ich den Passenden nicht finde – ich bin so auch sehr zufrieden u. glücklich ich denke jetzt auch wieder Freude an der Arbeit zu finden – u. wenn Du mir dabei weiter helfen willst, würde ich mich sehr freuen – wir nehmen dann das hübsche Lehrer-Freundschafts-Kameradschaftsverhältnis wieder auf u. lesen's zwischen den Zeilen, daß wir uns gern haben u. behalten – das ist es, was ich Dir alles schon in Seeshaupt verständlich machen wollte – aber ich weiß nicht, ob ich's deutlich genug gemacht. Jedenfalls ist mir von jeher jedes Lügen u. Heimlichkeiten so zuwider u. verhaßt gewesen, daß ich mich um nichts dazu verstehen könnte. Wenn wir nicht vor aller Welt Freunde sein können muss ich ganz darauf verzichten – ich will nicht mehr, als ich eingestehen kann u. ich will verantworten können, was ich thue – sonst bin ich unglücklich. [...]

Was wirst Du sagen – wenn Du dies liest? Wirst Du wohl mit allem einverstanden sein – wird es so gehen? Schreiben kann ich Dir dies nicht – vielleicht lass ich's Dich mal lesen – ich werde tagebuchartig an Dich schreiben, wenn ich was auf dem Herzen habe – um mir zu helfen – alter Egoist! (ich). [...] Montag um 5. Um Gottes Willen! Nur vernünftig sein u. nicht wieder sentimental werden. Im Grunde neige ich wohl überhaupt zu Sentimentalität aber ich schäme mich ihrer so riesig u. hasse sie eigentlich so.

Ich fühle mich ja manchmal sehr einsam weil ich so gar keinen Menschen habe dem ich etwas bin u. an dem ich eigentlich hänge – ausser meinem Brüderchen – [...]. Also – wenn ich mich manchmal einsam fühle – ein bischen sentimental bin u. außerdem .... der Kandinsky ein schauerhaft lieber, netter Kerl ist – ich bin doch hoffentlich nicht so verrückt, mir einzubilden, daß das Liebe ist – [...] – Wenn ich nur wüsste, was ich thun soll! – wenn mir nur erst wieder leichter wäre! Verflucht. Der Teufel soll's holen. Ich hätte so gern einen Brief – aber der Kerl schreibt ja nicht überhaupt – zu dem, was er will, gehört eine Größere – Stärkere – ich würde das nicht können, auch wenn ichs wollte. Nicht genug Charakter da bei mir u. schon zu sehr verzogen u. verwöhnt worden. Entweder alles oder nichts – nichts ist weit weit besser als etwas halbes – das kann ich nicht – Kandinsky lass mir meine Ruh!

(Nach einer Stunde) [...] – Du kannst es mir nicht verdenken, wenn ich zuerst im Zweifel war über die Tiefe u. Dauer

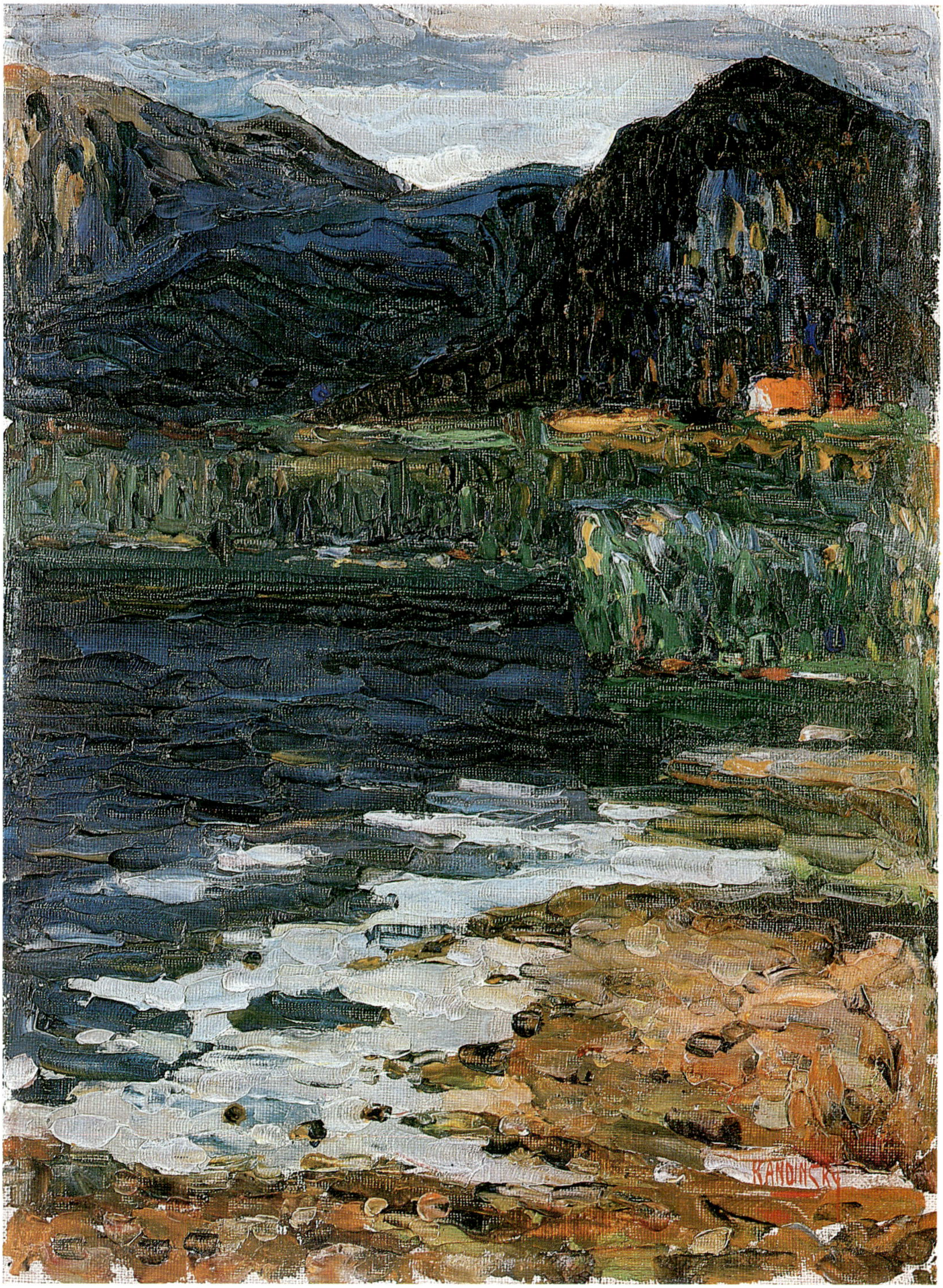

16 Wassily Kandinsky, Kochelsee bei Schlehdorf, 1902

Deines Gefühles. Und solche Zweifel habe ich nur zu allererst gehabt. – Ich bin doch ein Kamel – wie ich hungrig bin auf einen Brief von ihm – verflucht. der Teufel holt's noch einmal!

[Seitlich auf dem ersten Blatt]:
Ich Schneegans – da bin ich in Kochel mit ihm per Arm spazierengegangen u. habe nicht geahnt, wie es kommen würde – aber wer konnte es auch denken?!–

Von nun an schreibt Kandinsky an die Adresse der Pension Bellevue in der Theresienstraße in Schwabing, in der Münter nach ihrer Rückkehr aus den Ferien wieder ein Zimmer bezogen hat.

MÜNCHEN, 14.10.1902
WASSILY KANDINSKY
AN GABRIELE MÜNTER

Liebes Fräulein Münter!
Ich komme sehr gern am Donnerstag um 4 oder gleich nach 4 Uhr. Ich freue mich sehr, daß es ein Tag früher ist. Diese Tage habe ich fleißig gearbeitet mit Ausnahme von heute, wo wir mit meiner Frau spazieren gegangen sind. Es war wirklich zu schön heute.

Also bis Uebermorgen! Ihre paar Zeilen haben mir so viel Freude gemacht.

Ihr Kan.

MÜNCHEN, 18.10.1902
WASSILY KANDINSKY
AN GABRIELE MÜNTER

Mein guter, lieber Freund!
Sonntag kann ich nicht kommen: wir bekommen Besuch! Zum Donnerwetter!

Wenn du Montag kommst, so laß dich nicht merken, daß wir uns mehr wie zwei Mal gesehen haben. Ja? Ein Mal in d. Schule und ein Mal gestern bei dir.

Heute habe ich wieder deinen Brief lange gelesen und so viel habe ich dabei erlebt. So ein Wechsel von verschiedenen Gedanken und Gefühlen! Ja, ja! Recht hast du. Ich denke jetzt immer an dich, viel mehr wie früher, wo ich mehr auf meine Interessen Acht gegeben habe. »Alter Egoist (ich)«. Ich liebe dich sehr und noch mal und hundert mal sehr. Daran mußt du glauben und das musst du nicht vergessen. Und dann öffentlich und auch für uns selber sind wir Freunde. Und dann kommt die Zeit und zeigt uns, wo wir recht gehabt haben und wo wir uns geirrt haben. Und wir mehr Vertrauen zu uns haben! Ja? Nicht gleich sich fragen: ist das Liebe? Wozu sollte ich denn da lügen? Ich habe ja auch meine Ruhe verlassen und mein Gleichgewicht.

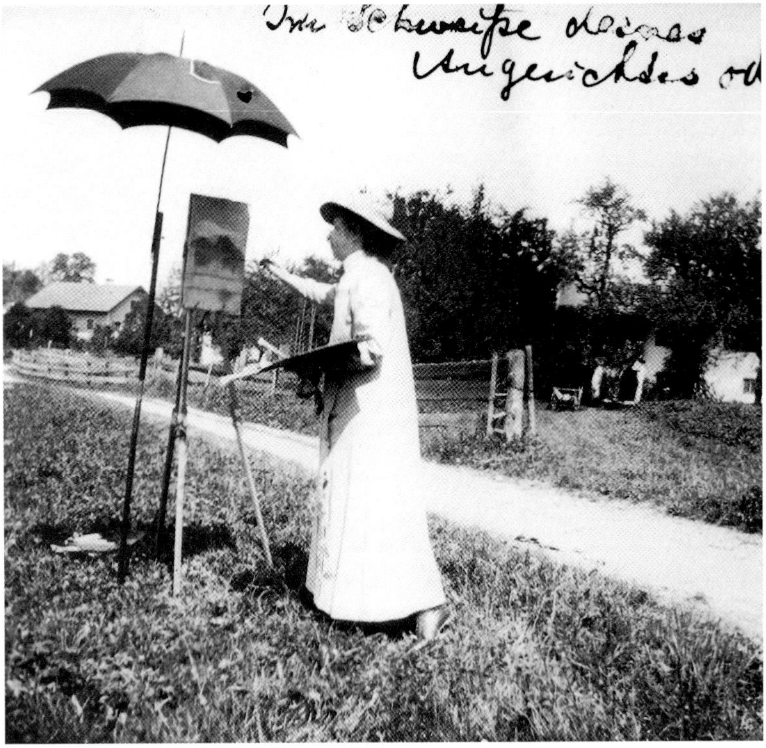

17 Gabriele Münter beim Malen in Kochel, 1902

Ich möchte dich so gerne ein halbes Stündchen sehen! Aber man muss doch auch ein bisl Charakter haben! Und ich will ihn haben. Wenn es auch schmerzlich ist.

Mit vielem Gruss
Dein K

MÜNCHEN, 27. 10. 1902
WASSILY KANDINSKY
AN GABRIELE MÜNTER

Mein lieber, guter, zarter Freund, mein zurückhaltendes Ellakken, ich habe deinen Brief gelesen und trotz allem las ich zwischen den Zeilen, daß du mich liebst. Und das Gefühl läßt in mir so eine zarte Musik klingen, so eine zarte, wie du's bist. Und ich denke immer an dich und sehe dein liebes Gesichtchen so klar vor meinen Augen. Dein freundliches Gesicht, was ich viel, viel öfter sehen möchte, wie ich es eigentlich kann! Ich verstehe ja gut, daß es dir nicht leicht ist, dich zu entschließen zu uns zu kommen. [...] Wann sehen wir uns wieder? Heute ist der Besuch gekommen und jetzt weiss ich gar nicht, wann ich hier werde. Vielleicht wieder Donnerstag im Hofgarten? Gegen

1/2 7? Ich kann es aber nicht bestimmt versprechen und wenn ich nicht komme, so ist ja mir meine liebe Ella wieder böse. Sie ist ja mir immer böse! Oder kommt sie doch? Warte auf mich unter den Arkaden von 1/2 bis 3/4 7. Ja? Oh, ja! Bitte, bitte, bitte. – Die zwei Stunden, die wir uns bei dir sehen, laufen immer so schnel von uns weg. Man hat keine Zeit was zu fragen und zu sagen. Es kommt erst später vor, was man wissen und erzählen wollte. [...] Auf Wiedersehen, meine Ella, mein zarter Freund. Ich denke schon *viel* an *dich.*

P. S. Das beiliegende Papierchen ist mein in's Deutsche gesetztes Gedicht, was sehr gut einem zeigen kann, wie seelig ich noch im Juli war. Und dann habe ich die Ruh verloren. Besser verliere ich aber sie, wie Sie. »Ja liubliu Tiebja« [russisch: Ich liebe Dich]. Weißt du's noch?

Dein K.

MÜNCHEN, 21.11.1902
WASSILY KANDINSKY
AN GABRIELE MÜNTER

Seit dem daß du mich in d. Theres.str. verlassen hast, überal: in der Schule und jetzt zu Hause fühle ich so was ruhiges und glückliches in mir. Von Zeit zu Zeit entsteht wieder in mir der Gedanke: sie sagte aber, daß es ihr wenig leid gethan hat, wenn sie auch wüßte, daß es jetzt aus ist. Ein bitterer Gedanke, der mir wehthut. Aber (eingebildeter Herr!) nicht lange. Ich weiss nicht, warum ich so sicher bin, daß ich doch in deinem Leben nicht die letzte Rolle spiele. [...] Ich glaube es darum, daß ich dich sehr viel schätze und sehr gut von dir denke. Ich habe doch immer das Gefühl: sie hätte sich nicht auch Küssen gelaßen, wenn das ganze für sie nur ein Spaß wäre. Das ist dir auch nicht ähnlich, du gutes Herzchen. Du bist zu rein, zu ehrlich im Grunde deiner edlen Natur. In der Sache irre ich mich gewöhnlich nicht. [...] So gern möchte ich dich wieder wenn auch nur 1/2 Stunde gesehen! Ja, Geduld, Geduld, – wir werden doch schönere Zeiten sehen. Oh, wie du heute gut sagtest: »verzeih' mir!« Wie zärtlich deine liebe Stimme war. Und wie glücklich du mich machen kannst. Und wie du mir weh thun kannst! Und mein Herz hängt an dir immer mehr und mehr. Trotz allem! – Gute Nacht, guter Freund, liebes Ellchen

Dein K.

MÜNCHEN, 9.12.1902
WASSILY KANDINSKY
AN GABRIELE MÜNTER

Du, mein lieber, guter Freund, mein gutes goldnes Herzchen, wenn du nur wüstest, wie du mich glücklich machen kannst! Bis jetzt feiert es noch immer in meinem Herzen, so gut, so lieb, so nett warst du gestern zu mir. Die Worte sind zu bleich, zu kraftlos, zu flach. Ich denke an dich fortwährend, ich erinnere mich an die schönen Stunden, die du mir geschenkt hast. Du hast mir freilich auch böses gesagt, aber, ich muss offen reden, das böse verschwindet, löst sich in der großen Freude auf. Ich höre noch immer, als ob du das eben gesagt hättest, das »ich liebe dich«. Und so zärtlich warst du, und so lieb. Vielleicht hast du dich wieder geschimpft, vielleicht sagtest du dir wieder: »das war zum letzten Mal«, vielleicht dachtest du dir wieder, dass ich dir gleichgültig bin. Ich bin beinahe sicher, dass ich mich da nicht irre. Und das thut mir weh. Aber gleich wieder bricht los die Erinnerung an dein Gesicht, an deine Augen, Ella, und mein Herz freut sich wieder. Wie du mich glücklich machen kannst. Und wie du mich quälen kannst. Liebe, liebe, liebe Ella. Weisst du, dass »Ella« italienisch »sie« heisst? Und du bist ja meine »sie«, die mein Herz in ihrer schmalen, zärtlichen Hand hält. [...] Und glaube mir und denke an mich oft, viel, sehr viel. Mitten in der Arbeit höre ich deine liebe Stimme, fühle ich dich, als ob du da wärst. Der alte Esel! Nicht! In zwei Tagen sehe ich dich wieder, wenn auch fremd u. weit. Ich küsse vielmals deine lieben Hände und jeden Finger, den la-angen Finger.

Dein K.

MÜNCHEN, 11.12.1902
WASSILY KANDINSKY
AN GABRIELE MÜNTER

Du wolltest deine verlorene Ruhe wieder haben, du wolltest dich von mir frei machen durch das ekelhafte Sprechen u. Benehmen. Alles vergebens! So leicht bringst du mich nicht los. Vielleicht liebst du mich wenig, aber du liebst mich doch, das weiss ich. Nun gut! Ich schlage dir folgendes vor: wir sind eine Zeit lange nur gute Freunde, treiben nichts geheimes, wenn ich dich besuche, bin ich brav, kein Wort rede ich von der Liebe. Und da zeigt uns beiden die Zeit, wie es mit uns steht. Das thu ich aber aus Liebe zu dir, das musst du wissen.

Dein Freund K.

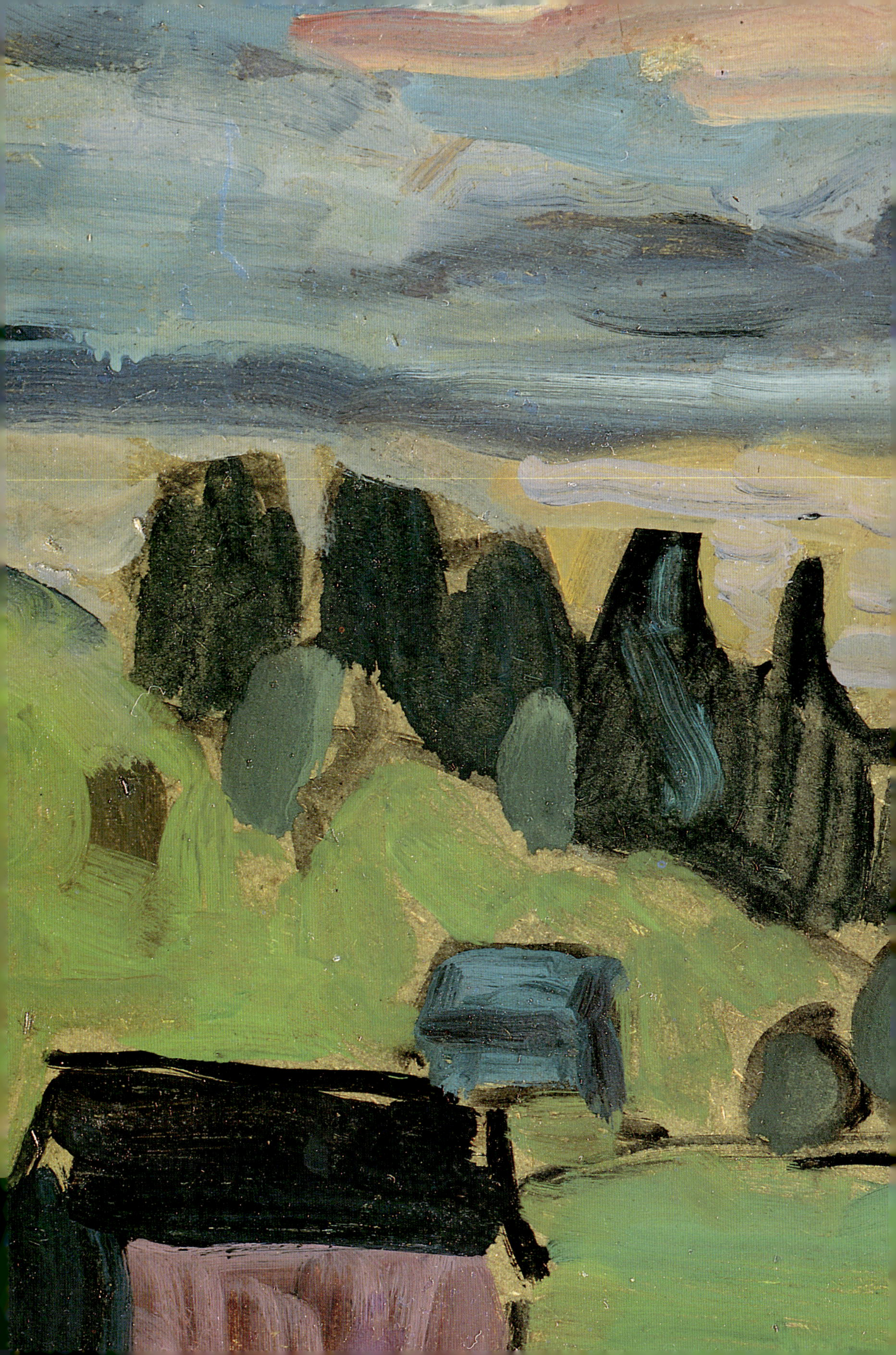

DAS PAAR IN MURNAU UND KOCHEL 1908 UND 1909

Aus der so wichtigen und produktiven Zeit in Murnau 1908 und 1909 sind leider nur wenige Briefe Kandinskys und Münters erhalten, ebenso fehlen weitere persönliche Dokumente Kandinskys oder der Künstlerfreunde über diese auch kunsthistorisch bedeutsame Periode. Schon aus diesem Grund ist das zusammenfassende Tagebuch, das Münter 1911 rückblickend über diese Zeit schrieb, eine für die gesamte Geschichte des ›Blauen Reiter‹ einzigartige Quelle ersten Ranges, die über Einzelheiten dieser Zeit lebendigen Aufschluß gibt. Münter verfaßte dieses Tagebuch, oder besser gesagt diese Chronik, am 17. Mai 1911, als Kandinsky für einige Tage allein bei Franz Marc in Sindelsdorf zu Besuch war. Das Buch hatte sie länger zuvor nach der Rheinland- und Hollandfahrt, die sie und Kandinsky von Mai bis Juni 1904 unternommen hatten, begonnen und im August 1905, als sie sich bei ihrer Schwester Emmy und deren Mann in Bonn aufhielt, fortgesetzt. Aus dem dann nach langer Unterbrechung in »München. Ainmillerstr. 36, Gartenhaus I. 17. Mai 1911« geschriebenen Teil stammen einige der berühmtesten Zitate zur Geschichte des ›Blauen Reiter‹. Er soll hier, von einigen unwesentlichen Kürzungen abgesehen, erstmals in Zusammenhang publiziert werden. Am Schluß führt Münter das Buch mit den letzten Abschnitten über ihren Aufenthalt im Murnau im Herbst 1910 und über den für das Jahr 1911 so entscheidenden Kontakt mit Franz Marc in ihre unmittelbare Gegenwart fort.

Also Rapallo 05-06
Paris 06-07
Berlin 07-08 Frühling Lana
Sommer München – Herbst Murnau. Sommer 08 wohnte ich Pension Stella Adalbertstr. 48 – ebenso Winter 08-09 – u. hatte daneben im Winter Atelier Adalb. 19 IV. Mit der guten Frl. Mathild als Bedienung. K. wohnte von Herbst an bei Lechleiter – Ainmillerstr. 36 II Gartenhaus.

Murnau hatten wir auf einem Ausflug gesehen u. an Jawlensky und Werefkin empfohlen – die uns im Herbst auch hinriefen. Wir wohnten Griesbräu u. es gefiel uns sehr.

Ich habe da nach einer kurzen Zeit der Qual einen großen

Detail aus Abb. 19

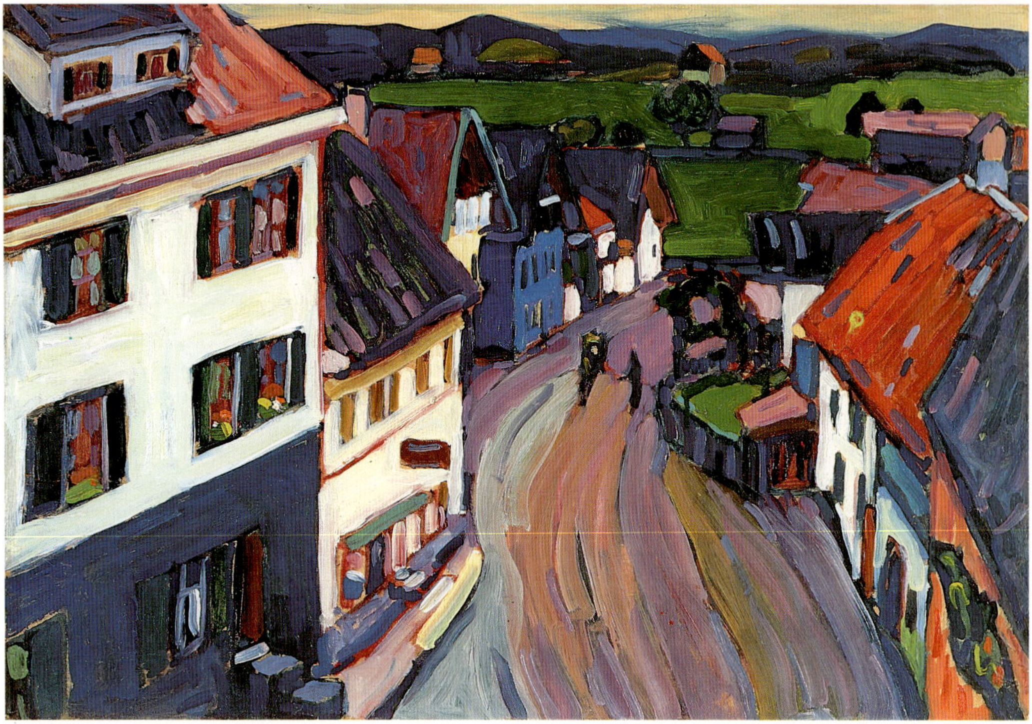

18 Wassily Kandinsky, Blick aus dem Fenster des Griesbräu, 1908

Sprung gemacht – vom Naturabmalen – mehr od. weniger impressionistisch – zum Fühlen eines Inhaltes – zum abstrahieren – zum Geben eines Extraktes.

Es war eine schöne, interessante, freudige Arbeitszeit mit viel Gesprächen über Kunst mit den begeisterten ›Giselisten‹. Ich zeigte Jawlensky besonders gern meine Arbeiten – einerseits lobte er gern u. viel u. andrerseits erklärte er mir auch manches – gab mir von seinem Erlebten u. Erworbenen u. – sprach von ›Synthes'‹. Er ist ein netter College. Wir alle 4 strebten sehr u. jeder einzelne entwickelte sich. Ich machte eine Maße Studien. Es gab Tage, wo ich 5 Studien malte (die Pappen 33 x 41) u. viele, wo es 3 wurden u. wenige, wo ich garnicht malte.

Wir waren alle fleissig.

Zu einer wundervollen Entwicklung hat es Kandinsky seitdem gebracht.

also Herbst 08 Murnau I
Winter 08-09 er Ainmiller ich
Adalbert 48 I u. 19 IV –
Gründung der *Neuen Künstlervereinigung – München. E. V.* [NKVM]

Kandinsky entschloss sich den Vorsitz anzunehmen, da es sonst niemand konnte. Bekanntschaft u. Freundschaft mit Fanná Lebssantsch Hartmann u. Frau Olga Arcádina.

Im Winter (od. Spätherbst) diktierte er [Kandinsky] mir – als er einmal sich sehr schwach fühlte u. wir deshalb zu einer der ersten Vereinssitzungen nicht gingen – die erste – Bühnencomposition – (Schwarz-Weiß-Bunt)

Im Febr. fuhren wir zu Hartmanns nach Kochel. Wir fuhren erst Garmisch – von da Schlitten Mittenwald – wo wir im Hotel auch an seinen Compositionen schrieben (Mittenwald war fein im Schnee!) Dann per Schlitten nach Kochel! In Kochel so 14 Tage bei Hartmanns. Hartmann entwarf (sehr interessant – sehr talentvoll) mit K. zusammen die Musik zu den ›Riesen‹. [...] Aus dieser Arbeit wurde dann nichts – obgleich sich K. sehr damit beschäftigt u. für Proben eine kl. Bühnen (ca. 60 cm) Gestell machen ließ. u. alle Dekorationen (ebenso auch zu einem Märchen) entworfen hatte.

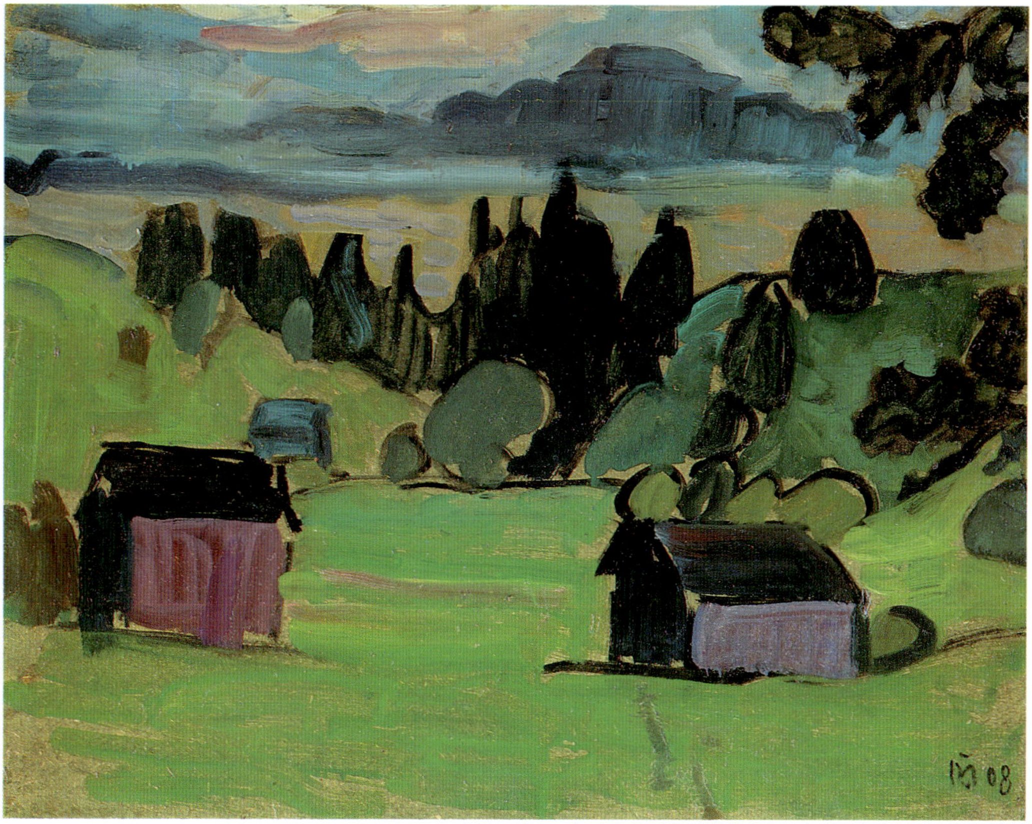

19 Gabriele Münter, Blick aufs Murnauer Moos, 1908

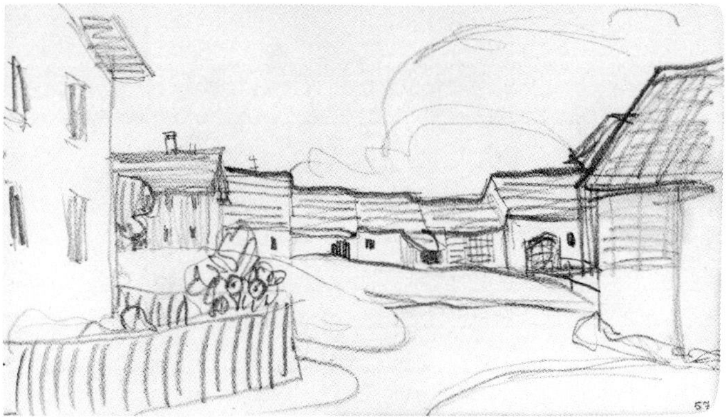

20 Gabriele Münter, Häusergruppe in Murnau, 1908, Bleistift, Skizzenbuch

Das Zusammenarbeiten u. die Freundschaft der 3 – Sacharoff Hartmann Kandinsky – hat wohl der Baronin nicht gepaßt – Sacharoff kühlte ab gegen die Arbeit. [...]

Frühjahr 1909 mieteten uns die Giselisten die Wohnung neben ihnen im Volks Bazar bei Echter. Wir waren da mit einer Unterbrechung bis Juni – dann zogen wir zu Xaver Streidl – in die neugebaute Villa, in die sich Kandinsky auf den ersten Blick verliebt hat. Dieser Liebe ist er treu geblieben. Es gab hin und her überlegen – er bearbeitete mich etwas – im Spätsommer war die Villa gekauft von Frl. G. Münter. Die Ferien waren Schroeters in Murnau. Friedel schon als nettes, liebes, großes Mädel von 6 Jahren. Sie spielte gern mit Gustav – er machte ihr gern

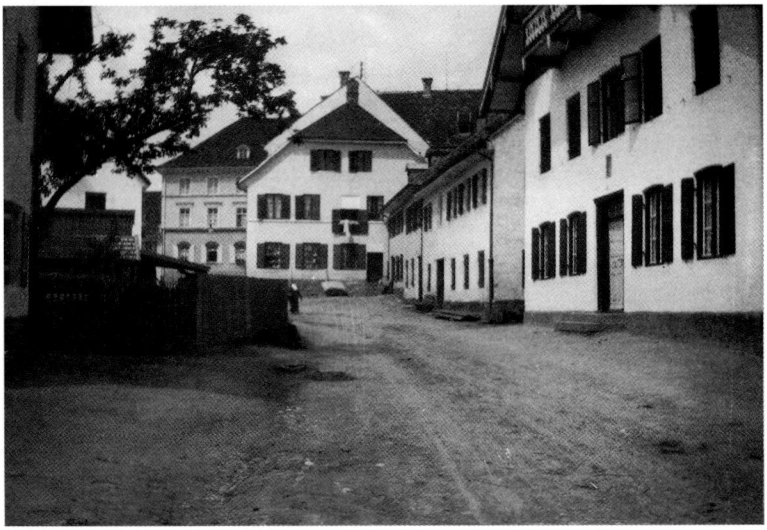

21 Murnau, um 1909, photographiert von Gabriele Münter

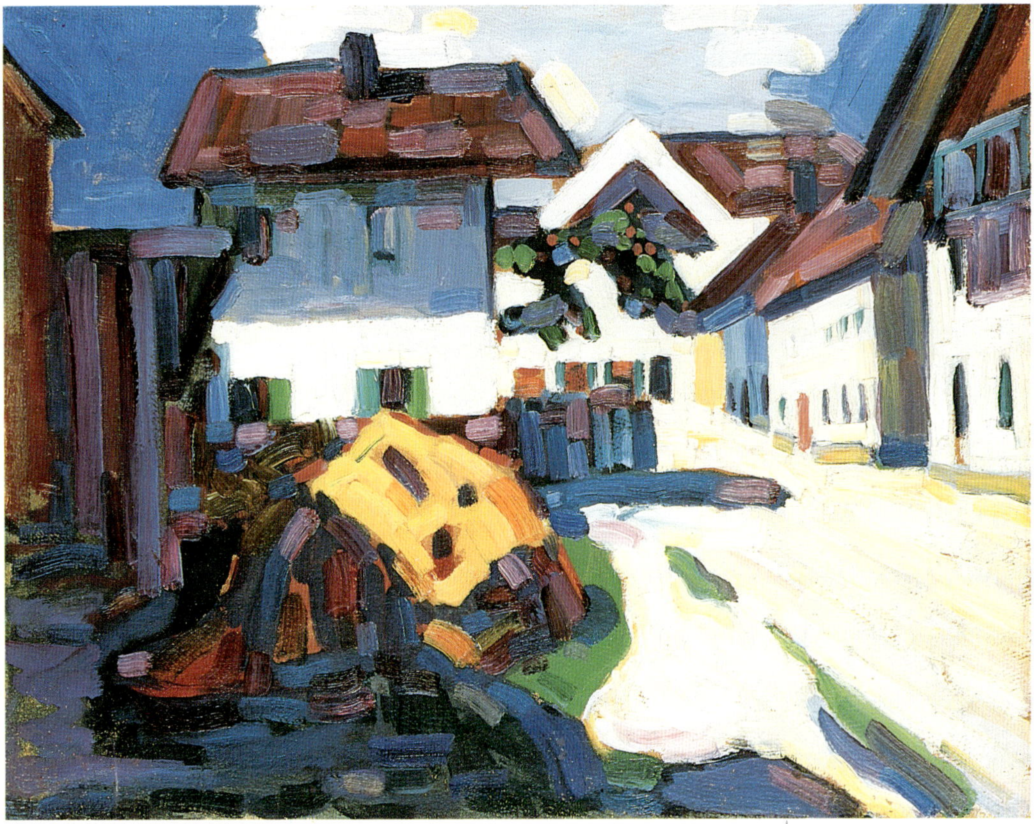

22 Wassily Kandinsky, Straße in Murnau (Häusergruppe), 1908

den Cavalier – u. sie setzte mit Vorliebe Kränze auf den Kopf u. tanzte u. spielte Prinzessin. Natürlich schloß sie den Onkel Wass besonders ins Herz. Ende Sept. fuhren Schroeters heim u. wir nach München. Machten mit Prasselsberger den Umzug von 36 II nach 36 I dann kam Vater Kandinsky (der übrigens auch Monatelang bei uns war, als wir in *Sèvres* wohnten – er logierte in der Tête noir in Bellevue u. war jeden Tag mit uns) logierte bei uns in Ks Atelier u. blieb 1 Monat od. so. [...]

Jetzt mag i nimmer. Also kurz. Herbst 1909 October unsre erste Vereinsausstellung bei Tannhauser. Seit Oct. 09 wohnen wir hier zusammen. 1910 Frühling paar schöne Wochen Murnau – mit Bäume u. Garten pflegen. dann wieder Spätsommer od. Herbst. Sommer München. 1910 – Turnus II – bei Tannhauser Anfang. diesmal in den oberen Räumen.

K. war Spätherbst 2 Mon. od. mehr – erst Moskau dann Odessa. Wegen der Scheidung 2 Tage in Petersburg.

Seit Juni hatten wir die jüngere Schwester der Köchin von Hartmanns – Anna Gruber.

1-2 Wochen waren wir – als K. in Russland – mit Hedw. Fröhner in Murnau im Oct. – war schön. Seit Februar ist jetzt Fanny Dengler bei uns. Kandinskys alter Wunsch. Sie kam wegen der Krankheit ihrer Mutter von America zurück – wo sie sehr gern gewesen zu sein scheint.

Heute ging K. nach Murnau (Mittwoch) um Marc – unseren neuen feinen Freund – in Sindelsdorf zu besuchen u. einiges zu besprechen u. hauptsächlich sich durch Alleinsein zu erholen (bis Freitag) – u. ich – da ich zum Arbeiten nicht genug Kräfte hatte – habe mich hinter dies Buch gesetzt. Vielleicht trage ich auch einmal die Chronik der Vereinigung nach? – Es waren im ganzen interessante und lehrreiche Jahre. [...]

Emmy lädt mich schon lange ein zu ihnen nach Berlin. Jetzt wollen wir mit Fanny für 8-14 Tage nach Murnau nächste Woche u. danach will ich endlich mich entschliessen u. in Bonn, Herford Berlin Besuche machen.

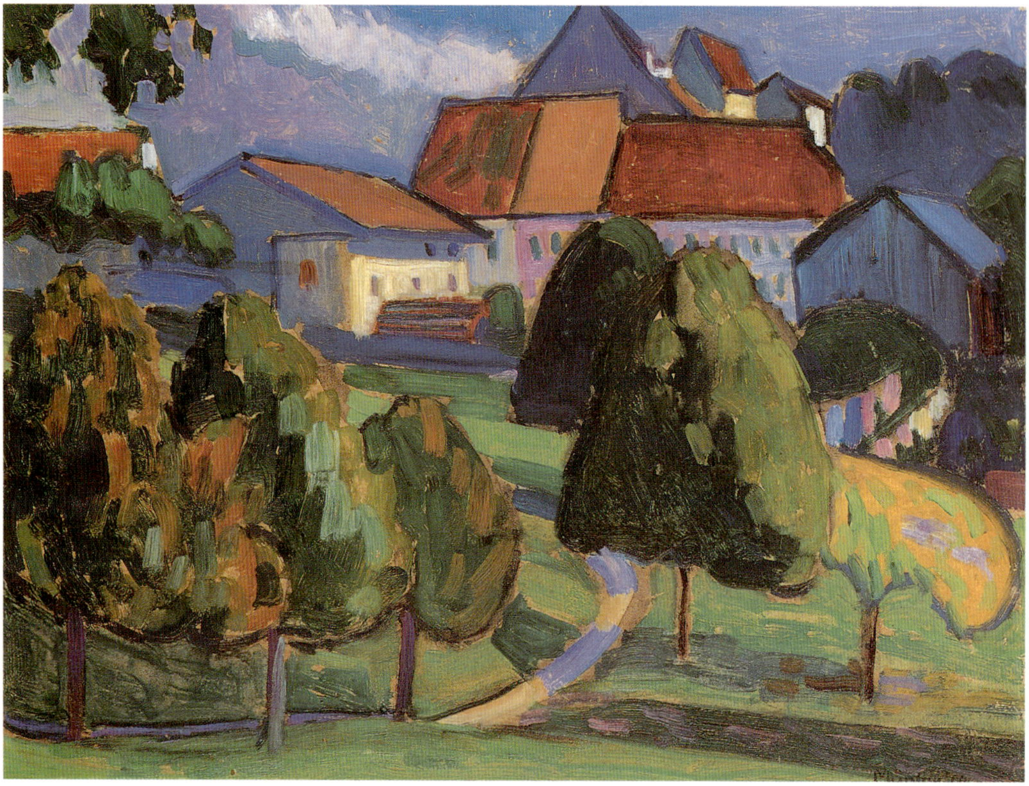

23 Gabriele Münter, Burggraben in Murnau, 1908

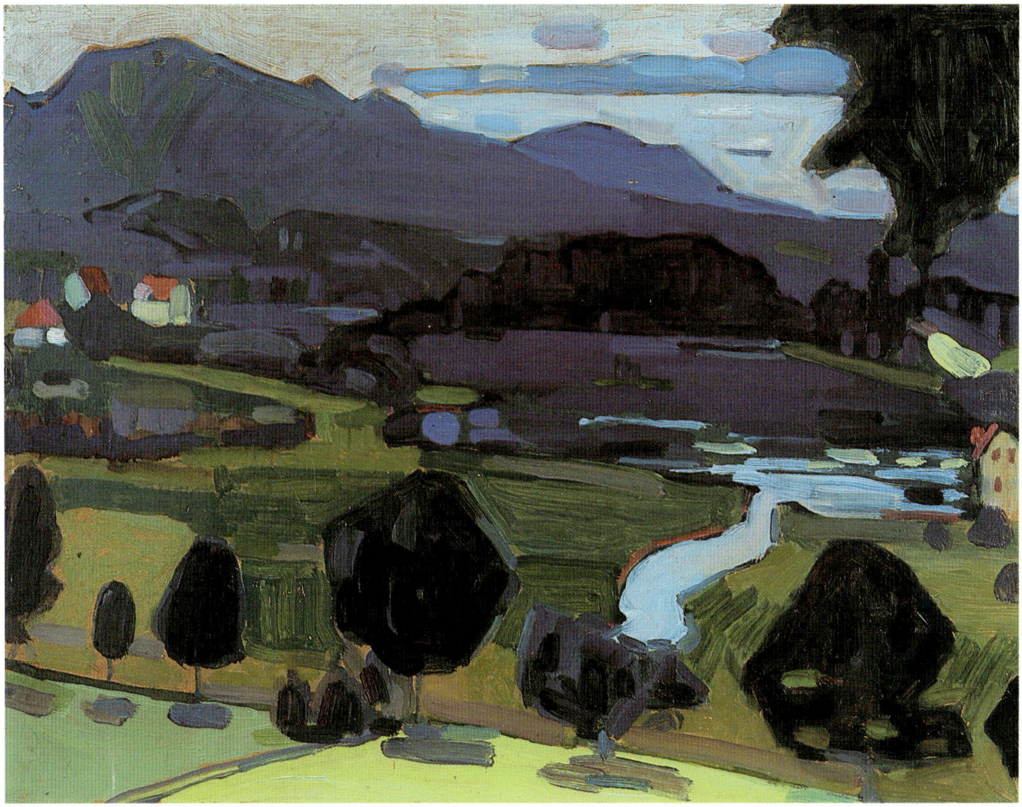

24 Wassily Kandinsky, Blick über den Staffelsee, 1908

Unser Leben ist sehr bewegt – sehr beschäftigt. Zu vielem, was wir möchten, kommen wir nicht. Ein paar Tage allein sein hilft Zeit sparen. Will diese Tage viel erledigen. Und hoffe daß er viel Genuß hat und sich etwas erfrischt.

In einer Notiz für Johannes Eichner vom 10. 2. 1933 geht Münter gesondert auf die Entdeckung der Hinterglasmalerei für sich ein.

K. u. ich waren ja – ich glaube Frühling 07 [1908] in Tirol – sahen dort schöne gemalte Martel u. sowas. Alte Volkskunst. Aber Glasbilder scheint mir, lernten wir erst hier kennen. Es wird Jawlensky gewesen sein, der zuerst auf Rambold u. die Sammlung Krötz aufmerksam machte. Wir alle war[en] begeistert für die Sachen. Bei Rambold sah ich daß u. wie man es machen kann – u. ich war in Murnau – u. soviel ich weiß im ganzen Kreis die erste, die Glasscheiben nahm u. auch was machte. Zuerst Kopien – dann auch verschiedene eigene. Meine

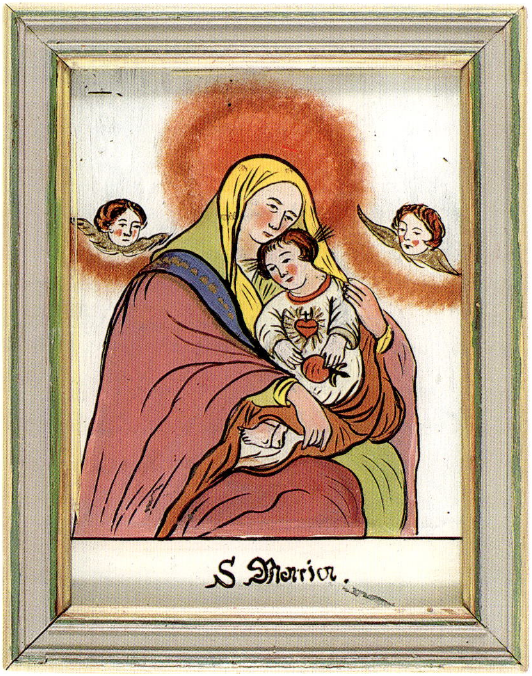

25 Gabriele Münter,
Heilige Maria,
1908/09,
Hinterglasbild

ganzen Sammlungen Glasbilder sind jetzt in Kisten hier. Ich war entzückt für die Technik und wie schön das ging u. erzählte K. immer davon – bis er auch anfing u. dann viele Glasbilder machte. In Sindelsdorf malte Campendonk raffinierte Glasbilder mit Stanniol, Gold, Silberpapier etc. Marc machte soviel ich weiß nur ein paar. Einen Kopf Henri Rousseau nach dessen Selbstbildnis, den er, scheint mir, K. schenkte. Sonst weiß ich keine Glasb. v. Marc. Ein paar von meinen Glasbildern nahm der alte Krötz in seine Sammlung tauschweise – eine alte Straße aus Herford u. ein Kruzifix in Landschaft – nicht gute Sachen. Ich soll auch einige gute, eigene gemacht haben. *Vielleicht* sind sie in meinen Kisten.

Ebenfalls wohl Anfang der dreißiger Jahre notierte Münter auf einem kleinen Zettel einen wichtigen Hinweis zu ihrer Kunst aus der Zeit des ›Blauen Reiter‹.

Wenn ich ein formales Vorbild habe – u. gewißer maßen war es gewiß der Fall 1908-13; so ist es wohl van Gogh durch Jawlensky u. dessen Teorien. (Das Sprechen von der Syntese.) Das ist aber nicht zu vergleichen mit dem was Kandinsky für mich war. Er hat mein Talent geliebt, verstanden, geschützt und gefördert.

Im Januar 1957 schreibt die beinahe achtzigjährige Gabriele Münter eine ›Erinnerung‹ an das für sie wichtige Bild ›Der blaue Berg‹ von 1908, dessen große ausgeführte Fassung leider verschollen ist. Johannes Eichner geht in seinem Buch auf diese Schilderung ein und hebt dabei vor allem Münters Gefühl hervor, das Bild gemalt zu haben, »als wenn ich ein Vogel wäre, der sein Lied gesungen hat«. Diese Äußerung hat später dazu geführt, Münters Malweise insgesamt als unbewußte, naive, unwillkürliche Äußerung ohne Disposition und Überlegung darzustellen. Münter betont jedoch selbst, daß sie solche Erinnerungen an das Entstehen anderer Bilder nicht hat. Ihr Text bietet, im Zusammenhang zitiert, zudem einen weiteren reizvollen Einblick in die Zusammenarbeit mit Kandinsky und dem Malerkollegen Alexej Jawlensky in der Murnauer Zeit.

Erinnerung. an das kl. Bild ›der blaue Berg‹ habe ich eine Erinnerung als sei es ein ganz besonderes Erlebnis. Ich war einmal (vielleicht nicht öfter) mit Jawlensky [allein] zusammen ausgegangen, um Landschaft zu malen. J. war auf der Kohlgruber Landstraße zurückgeblieben u. malte – ich war noch weiter gegangen bis ich ein Stück rechts ab auf dem Weg zu Löb nach

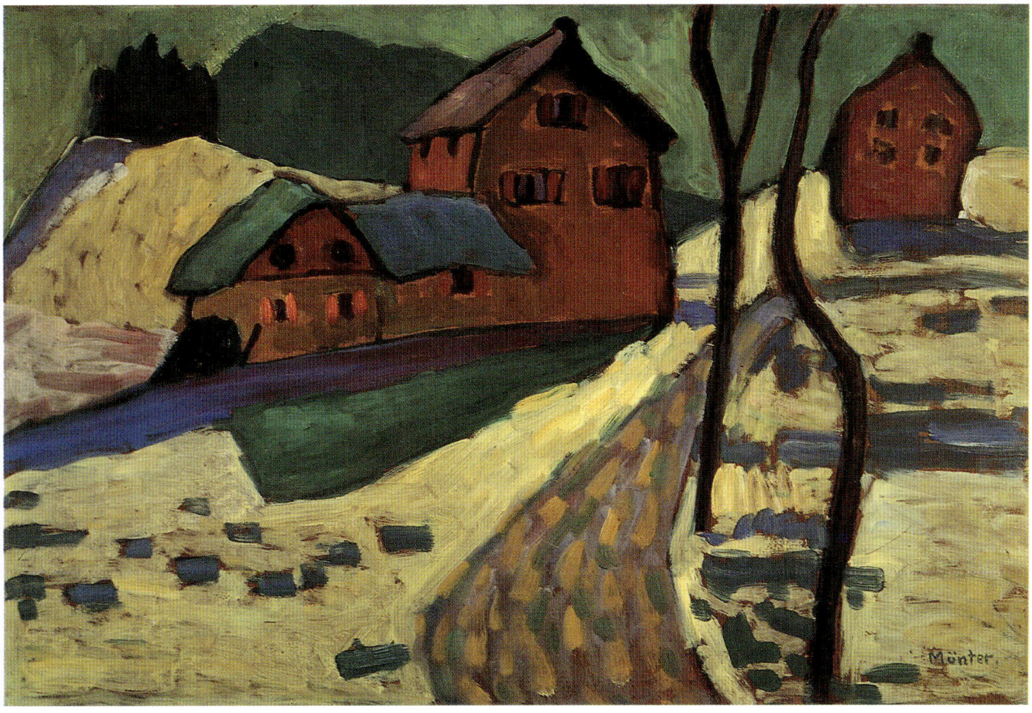

26 Gabriele Münter, Winterlandschaft, 1909

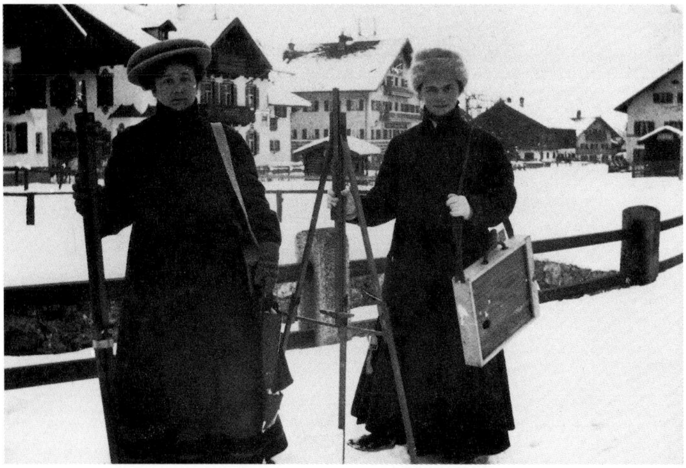

27 Gabriele Münter und Olga von Hartmann in Kochel, 1909

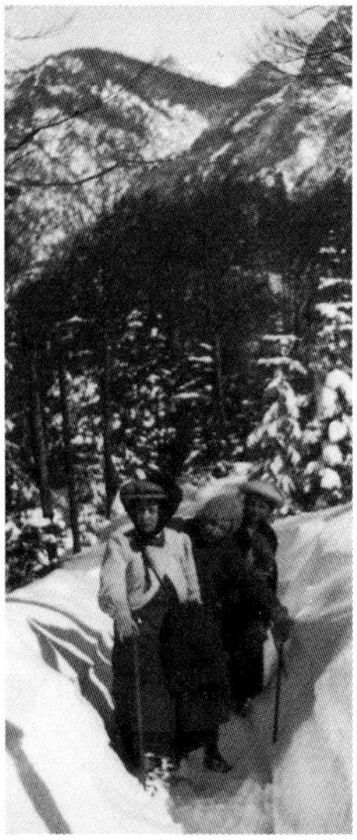

28 Gabriele Münter, Thomas und Olga von Hartmann auf einer Schneewanderung in Kochel, 1909

oben abbog. Da sah ich von oben das Gasthaus Berggeist liegen u. wie der Weg aufsteigt u. dahinter den blauen Berg u. rote Abendwölkchen am Himmel. Ich schrieb das Bild das sich mir bot, schnell hin. Dann war es mir wie ein Erwachen u. ich hatte das Gefühl, als wenn ich ein Vogel wäre, der sein Lied gesungen hat. Ich habe nicht von dieser Empfindung gesprochen, wie ich überhaupt nicht viel schwatze. Aber die Erinnerung behielt ich für mich. Und jetzt, nach so viel Jahren, erzähle ich es. Solche Selbstbeobachtungen beim malen habe ich sonst nicht gemacht. Die Bilder waren einfach da u. sind da. Kandinsky redete auch nicht davon. Aber ich merkte, daß er manches meiner Bilder besonders liebte u. beachtete. Die Landschaft mit Kirche, der blaue See, Landschaft mit Sonnenblumen, Landsch. mit weißer Mauer, Berglandschaft mit Tannen, d. gerade Weg[,] das Landhaus bei Murnau – fallen mir gerade ein. (Meist Pappen 6 f [= figures, das Standart-Maß der unter freiem Himmel gemalten Ölstudien von 33 x 41 cm] Studien u. größere Pappen u. Leinwände). Auch die Landstraße im Winter (gr. Pappe) das malte ich in Mnch [München] u. gerade besuchte uns Jawl. – er wurde wieder so nett »welk« vor Begeisterung. Einmal in Murnau (1908) war er bei Ka als ich mit einer Pappe nach haus kam. Es war schon im ersten Jahr in Murnau. Als J. die Studie sah, rief er aus »Tausend Mark!« (Ich hätte damals meine Studien für 50 M. verkauft, wenn sie jemand gewollt hätte – aber ich dachte nicht an Verkäufe, ich sammelte Studien u. lernte). Das war eine Studie vom ›Alpenblick‹ aus. Wiesen u. Baumzweige im Vordergrund, von dem [der] Jawl sagte »Erlebnis«.

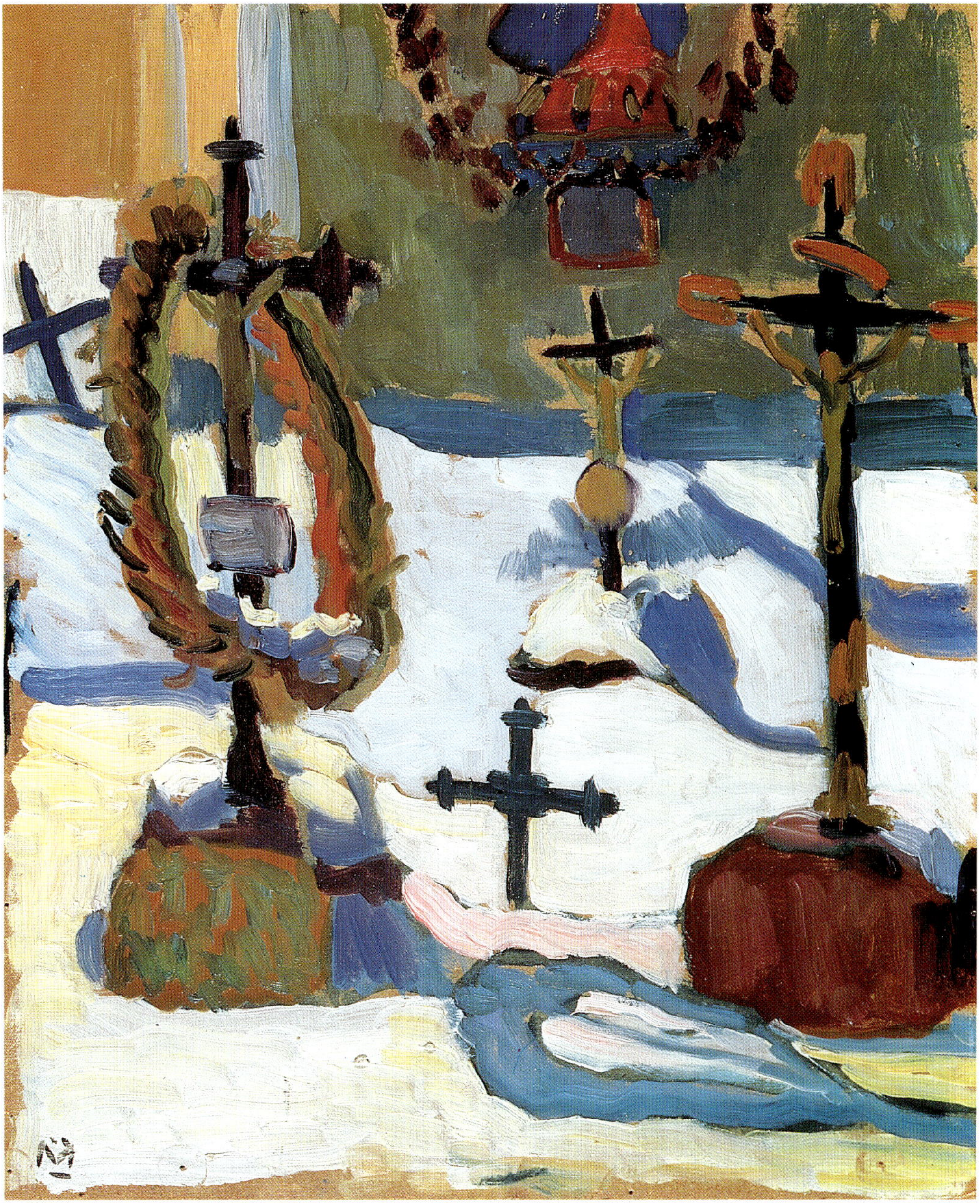

29 Gabriele Münter, Grabkreuze in Kochel, 1909

Vielleicht mein erster Käufer war Hedwig Fröhner. [...] Sie muß mal (vielleicht schon 1908 od. später, in Murnau Studien von mir gesehen haben). Sie kaufte mir 2 Studien ab für ihren Bruder, den Zahnarzt in Zürich. Ich kaufte davon bei Lodenfrei 2 paar Skier. u. wir rutschten in Murnau ein wenig im Schnee. aber da mir jede Anleitung fehlte, fiel ich dumm u. ließ es bald wieder.

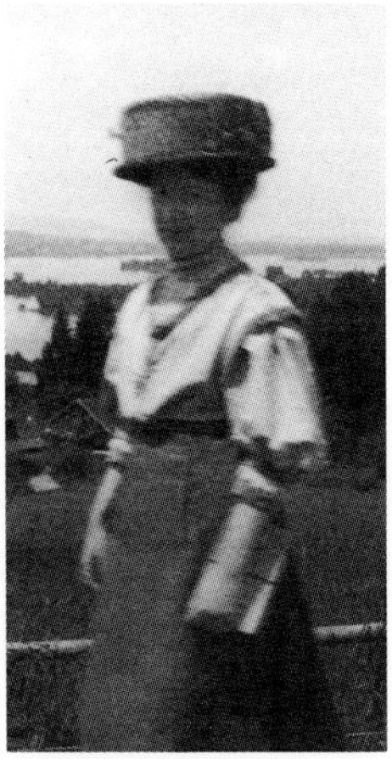

30 Gabriele Münter am Staffelsee, Murnau, 1908/09

Brief an »Fräulein G. Münter, Murnau a. Staffelsee (Oberbayern) Gasthof Griesbräu«. Kandinsky schreibt ihn während des Einzugs in die Ainmillerstraße in Schwabing, wo er sich nach den langen Wanderjahren zunächst im 2. Stock niederläßt. Für diesen Umzug, während dem auch russische Verwandte zu Besuch sind, unterbricht Kandinsky kurz seinen Aufenthalt in Murnau.

MÜNCHEN, 4.9.1908
WASSILY KANDINSKY
AN GABRIELE MÜNTER

Liebes Ellacken, ich sitze in m. Wohnung, schreibe auf d. Fensterbrett, erwarte vergebens die Möbeln. Ist noch gut, daß Behringer Sofa u. Sessel geschickt hat: habe ich wenigstens eine untere Stütze. [...]

Ich komme also Morgen abends retour und möglicherweise fahren wir beide Dienstag nach München (im Falle wenn Ksidas nicht nach Murnau kommen). Mit m. Wohnung bin ich zufrieden u. das Atelier ist nicht so dunkel und klein, wie ich es mir schwarz ausmalte. Heute ist ja trüb u. doch ist es hell. Jetzt fahre ich in die Stadt zum Essen um Nachmittag wieder hier zu sein. Wie geht's dir? Ob du da auch so ein Spritzwetter hast? Und nicht malen kannst? Fahre heute auch zu Epstein. Abends bei Anja.

Viele gute Grüße und gehorsamsten Kuß auf's Malpatscherl.

Dein Was

Im Dezember 1908 verbringt Kandinsky einige Tage zusammen mit dem Musikerehepaar Thomas und Olga von Hartmann in Urfeld am Walchensee und in Kochel. Aus Urfeld schreibt er Münter in die Pension Stella in der Adalbertstraße eine begeisterte Karte. Thomas von Hartmann unterschreibt mit einem Zusatz, der die Vorfreude auf das längere Zusammensein in Kochel im Februar nächsten Jahres ausdrückt.

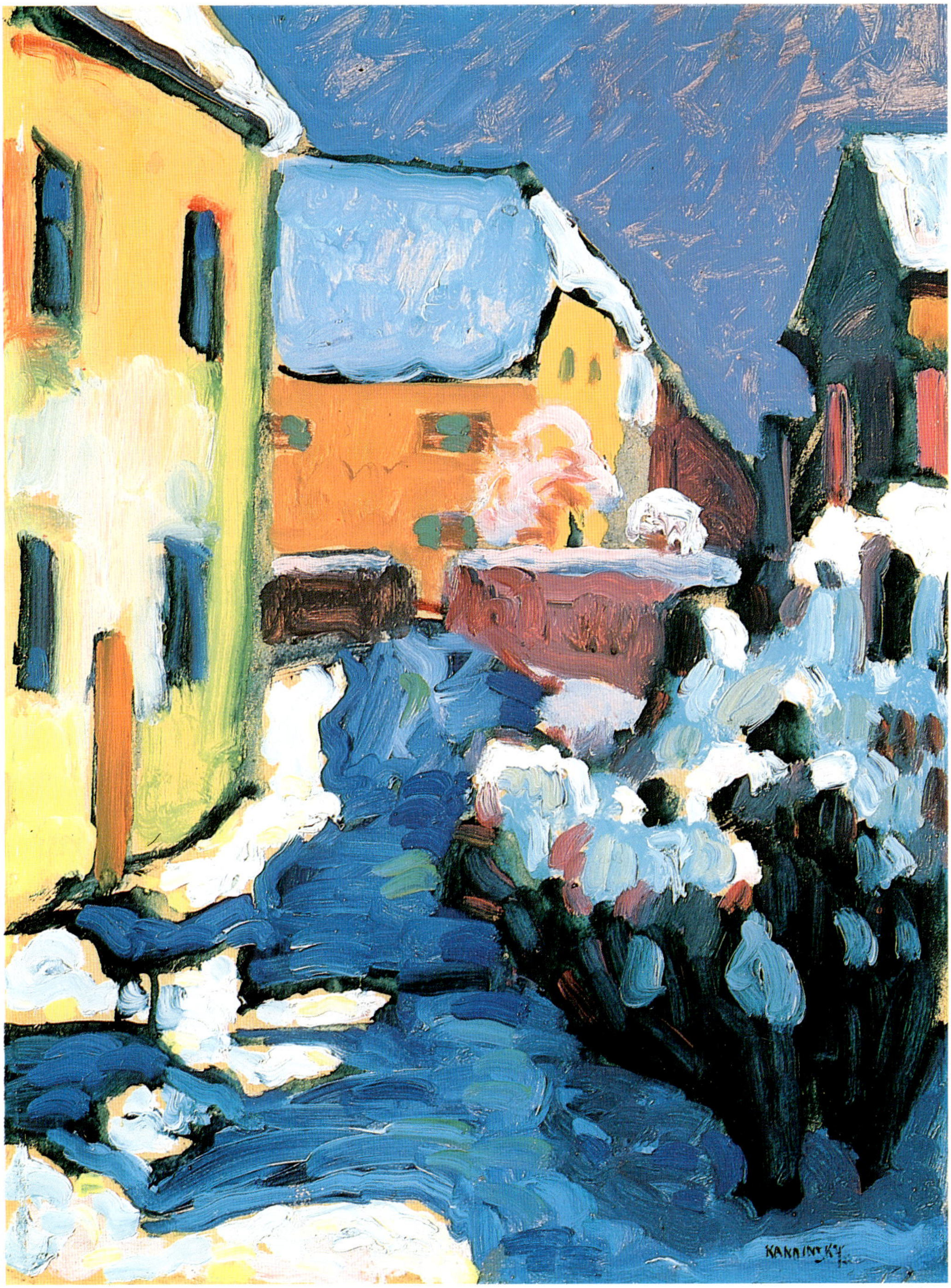

31 Wassily Kandinsky, Friedhof und Pfarrhaus in Kochel, 1909

URFELD (WALCHENSEE), 10.12.1908
WASSILY KANDINSKY
AN GABRIELE MÜNTER

Urfeld
Ein unendlich famoses Wetter und haarsträubend schön! Willst du so gut sein und für beide Hartmanns für jeden *ein* Unterhemd mitbringen (dünne Seide) [...]. Vielen Dank im voraus und auf baldiges schönes Wiedersehen, dein K.

Nachsatz von der Hand Thomas von Hartmanns:
Voraus blagodarum
Viele Grüsse. Erwarte ungeduldig Kochel. Th. Olga Hartmann

Zwischen den immer noch getrennt geführten Haushalten Kandinskys und Münters in München waren häufiger Verabredungen nötig. Schon vor Münters Einzug in die Ainmillerstraße war dort Anna Gruber Hausmädchen bei Kandinsky.

MÜNCHEN, ANFANG 1909
WASSILY KANDINSKY
AN GABRIELE MÜNTER

Liebes Ellchen, eben war bei mir Schnabel [Dr. Heinrich Schnabel], wurde aber nicht empfangen. Er kommt wieder um 1/2 2. Sicher müßen wir zum Gericht betr. Einreichung der Statuten. Ich fühle mich besser heute, aber der Kopf ist dumm u. wie mit Watte vollgestopft. [...] Zu dir kann ich aber kommen um 5 od. früher. Sag' nur Fanny Bescheid wie du es haben willst. Wenn du kommen könntest, wäre es ja sehr fein. Ich möchte aber nicht, daß du dich irgendwie anstrengst. Wie gesagt, ich kann sehr gut kommen.
Viele liebe Grüße Dein W.

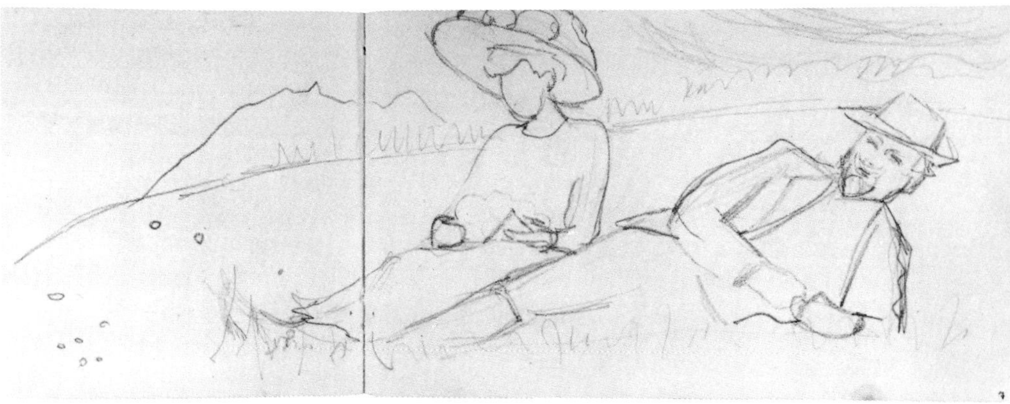

32 Gabriele Münter, Entwurf zu ›Jawlensky und Werefkin‹, 1909, Bleistift, Skizzenbuch

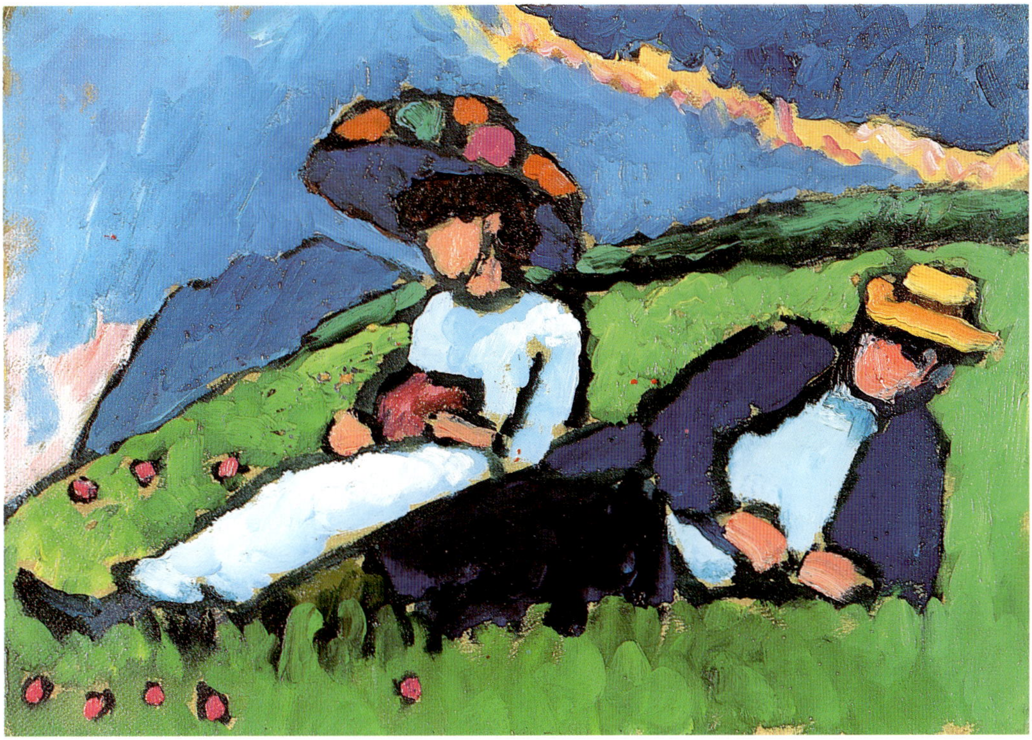

33 Gabriele Münter, Jawlensky und Werefkin auf der Wiese, 1909

In ihren Aufzeichnungen aus den fünfziger Jahren schreibt Gabriele Münter auch einiges zu ihrer Beschäftigung mit der Musik, die sie als Schülerin und junges Mädchen eifrig betrieben hatte. Noch während ihres Amerika-Aufenthaltes spielte sie viel Klavier, später trat die Musik dann in den Hintergrund. Über die Zeit um 1909 schreibt sie:

Vielleicht hätte der Musiklehrer in München seinen Unterricht für mich anregender gemacht, wenn ich so klug gewesen wäre, ihm zu zeigen, was ich schon auf dem Gebiet versucht hatte. Ich fing es dumm an. Eine gute Gelegenheit wäre Th. v. Hartmann gewesen, – aber da dachte ich garnicht an mich u. meine musikalischen Wünsche u. wäre doch wieder zu scheu gewesen, obgleich mich K. sicher unterstützt hätte, mich Hartmann anzuvertrauen, denn er schätzte meine Musikalität, u. hätte sie nicht unterdrückt, wenngleich er meine Tanzlust nicht respektierte u. ganz unterdrückte.

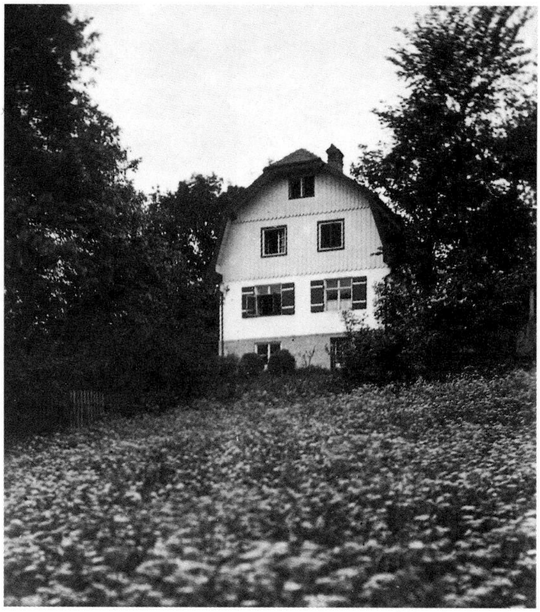

34 Das ›Russenhaus‹ in Murnau, um 1909

Brief aus der Pension Stella in der Adalbertstraße, wo sie einige Häuser weiter ihr Atelier unterhält.

N'Abend Liebes, ich weiß noch nicht ob ich noch mal ins Atelier gehen soll heut Abend oder hier Müller lesen. Was richtiges habe ich hier nicht vor – aber ich bleibe wahrscheinlich doch zu hause d. h. bringe nur den Brief weg. Also ich wollte dich erinnern – vergiß nicht morgen den Apparat in die Amalienstr. zu schicken u. zu bestellen *wieviel* Kasetten zu leihen sind. ich meine 2 – dann können wir mit unseren 2 Kasetten zusammen 8 Aufnahmen machen 2 Bilder – macht 16 Bilder. Genug Arbeit für einen Tag.

Durch Boten von Haus zu Haus.

MÜNCHEN, 5.4.1909
WASSILY KANDINSKY
AN GABRIELE MÜNTER

Nun, liebes Ellchen, wie geht's? Wenn du liegst, komme *ich* zu dir, freilich. Wenn du aber noch flott bist, kommst du? und wann? Ich bin doch nicht im Bett geblieben, aber den ganzen Vormittag 'rumgelegen – Sofa, Sessel, St[uhl] – was gezeichnet, aber wenig, sonst immer an der spannenden Sue-Geschichte gelesen. Ich bin ziemlich matt, nicht lustig, habe schweren Kopf. Der Wind ist schrecklich. Falls du liegst, so hast du gleich ein Couvert drin u. kannst die Hälfte von diesem Papier zur Antwort abreißen. – Ich möchte etwas, aber was? Ich habe Sehnsucht – aber wonach? Das weiß ich selbst nicht. Ich fühle mich so, wie die Gestalten auf meinen Bildern.

Zärtlich küsse ich deine lieben Hände.

Dein Was.

Während der gemeinsamen Malwochen 1909 mit Jawlensky und Werefkin in Murnau fuhr Kandinsky Ende Juni kurz für Erledigungen nach München. Münter schreibt ihm sofort nach seiner Abfahrt einen Brief in die Ainmillerstraße.

MURNAU, 26.6.1909
GABRIELE MÜNTER AN
WASSILY KANDINSKY

Tag Liebes, bin gut heim gekommen – Es gießt noch u. hat paarmal gedonnert. Ich lese.[...]

Es hört auf zu regnen u. ich werde bald wollene Strümpfe anziehen u. den Brief fortbringen. Zum Arbeiten zeigt sich noch keine Lust, das kommt vielleicht noch. Habe schon viel Obst aufgegessen. [...] Habe Dre[sler] noch nicht gesehen. Viele Grüße!

Hoffentl. schreibst Du auch, wie du angekommen bist. Hast leider die Madonna vergessen!

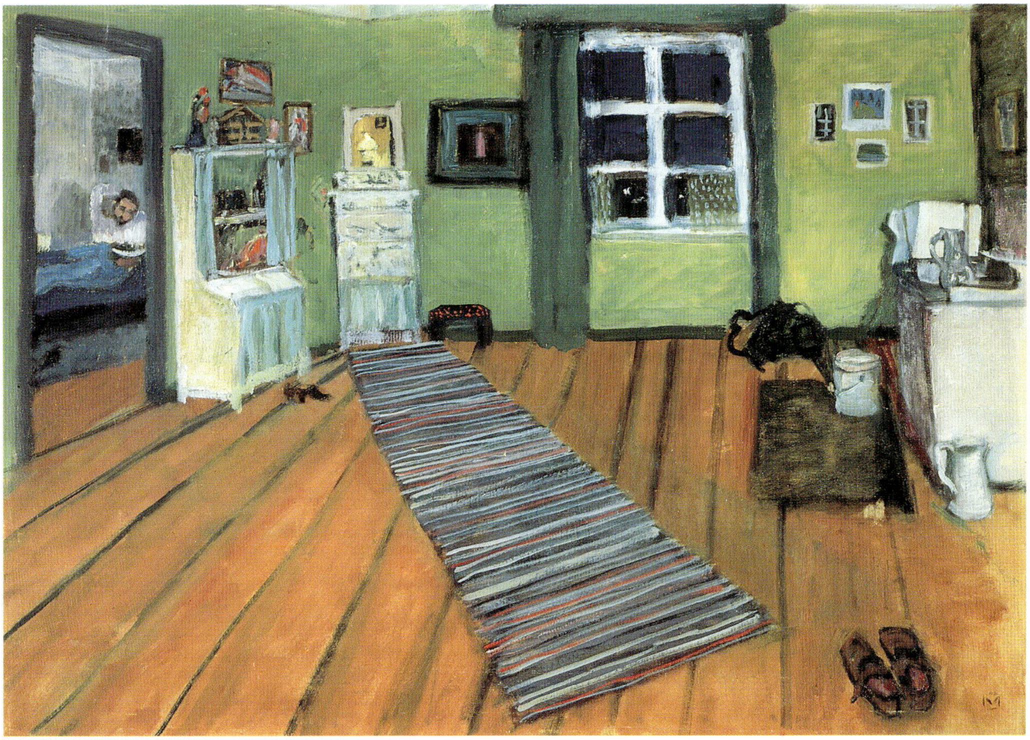

35 Gabriele Münter, Interieur im ›Russenhaus‹, 1909

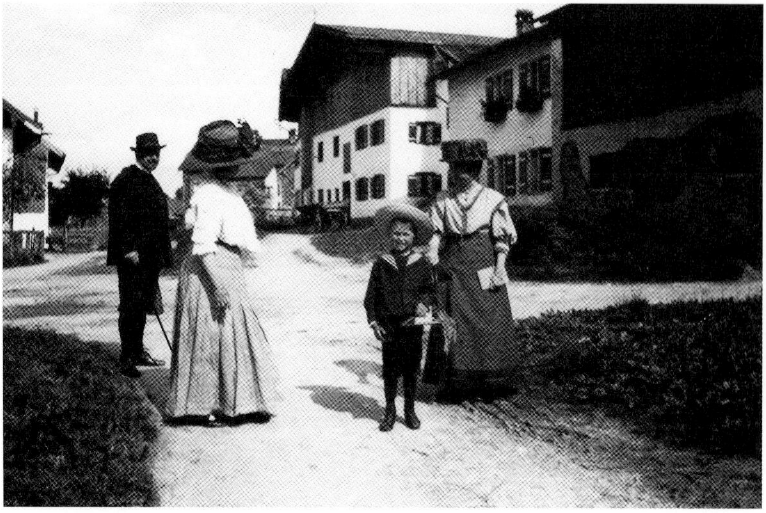

36 Alexej Jawlensky, Marianne von Werefkin, Gabriele Münter und Jawlenskys Sohn Andreas in Murnau, 1908/09

Er schreibt an »Fräulein G. Münter. Murnau a. Staffelsee, Volks-Bazar«, wo sie zusammen mit Jawlensky und Werefkin geblieben ist, und berichtet ihr von einem Besuch der Kollegen von der ›Neuen Künstlervereinigung München‹. Die Grüße an die ›Murnauer Kolonie‹ beziehen neben Jawlensky und Werefkin wohl auch die alte ›Phalanx‹-Kollegin Emmy Dresler ein, die zu Besuch gekommen war.

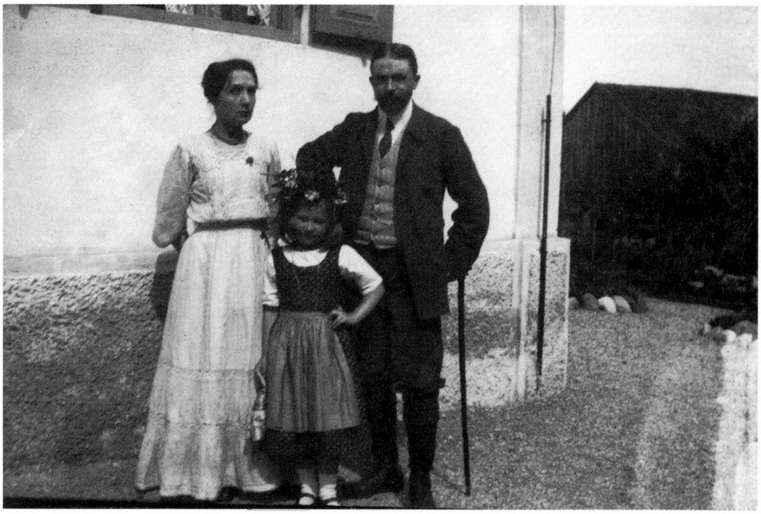

37 Emmy und Georg Schroeter, Schwester und Schwager Gabriele Münters, mit ihrer Tochter Friedel in Murnau, 1909

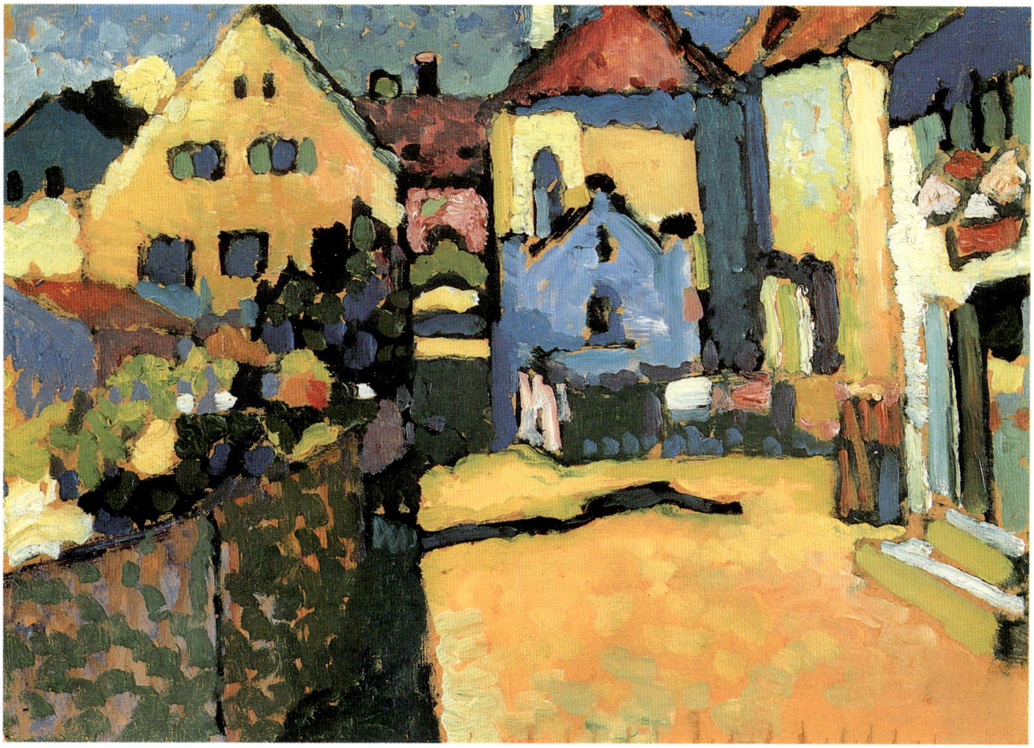

38 Wassily Kandinsky, Grüngasse in Murnau, 1909

MÜNCHEN, 26.6.1909
WASSILY KANDINSKY
AN GABRIELE MÜNTER

Liebes Ellchen, ich ärgere mich sehr: Madonna vergessen!

Kursbuch vergessen! Wie bist du hingekommen? Es goß ja entsetzlich. Wie geht's dir? Es war mir traurig dich allein zu laßen in deiner Stimmung. Schone dich nur recht gut.

[...] Eben Schnabel hiergewesen. Er erzählte, daß er mit Kanoldt beinahe ertrunken sind beim Segeln, u. überging plötzlich zu meinem Artikel in der »M. P.«, schimpfte sehr u. benahm sich, wie ein sehr altes Kamel. Ich gab ihm die richtige Antwort. Dann erschienen: glatt geschorener Erbslöh (famoser Schädel!), im Smoking u. Dr. Wittenstein auch Smoking. Jetzt sitze ich da u. denke: wer ist denn der gescheiteste vom Trio? Und ich weiß es nicht. Nein! ich weiß es nicht. Jedenfalls senden Dr. Sch. und E. viele Grüße an die Murnauer Kolonie. – [...]

Sei brav, gesund und mäßig fleißig, aber mach nur famose Sachen. Viele Grüße, Liebchen, und auf Wiedersehen übermorgen. Herzl. Gruss an die ganze Gemeinde.

Dein K.

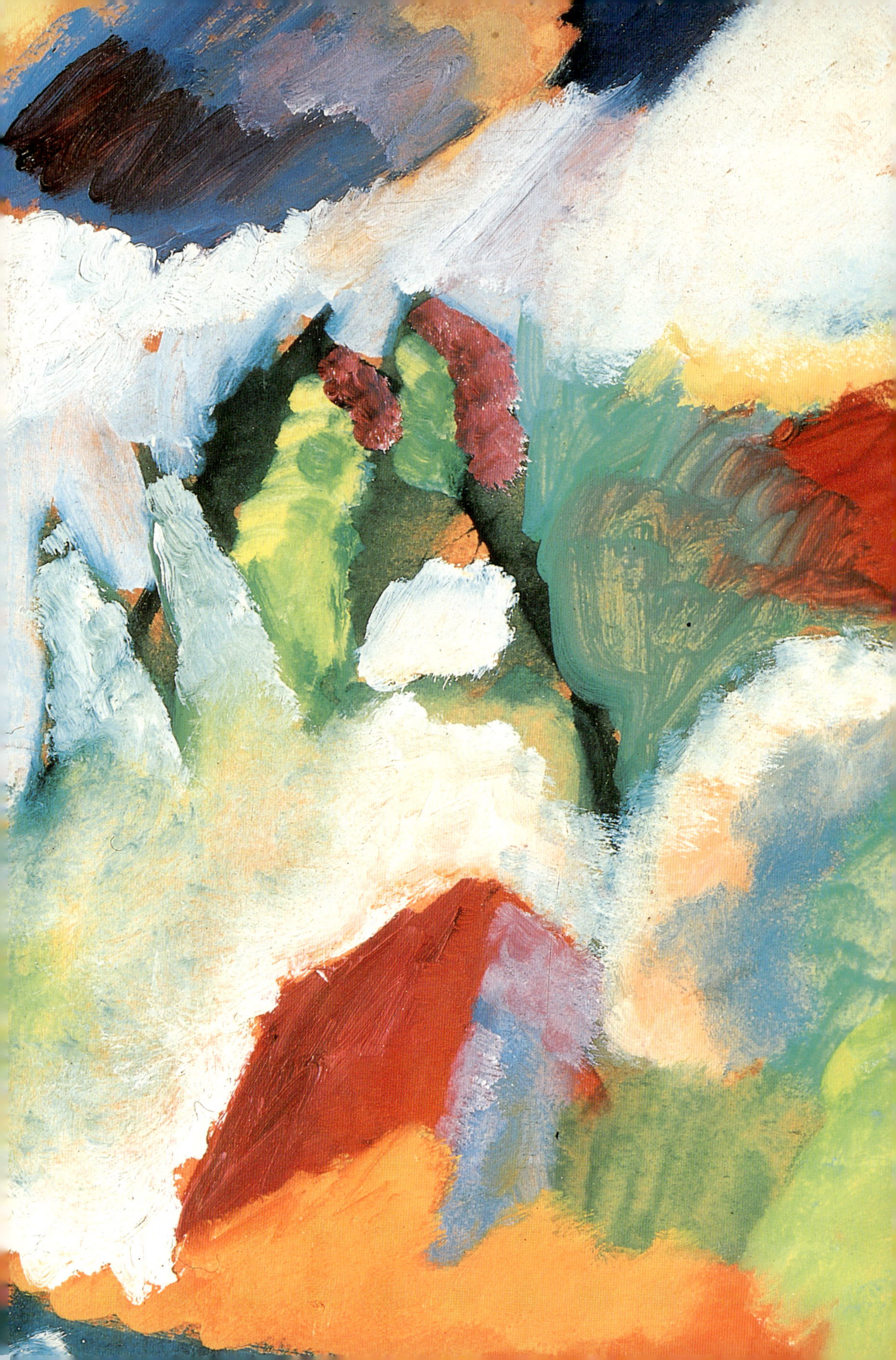

ZWISCHEN MURNAU, MOSKAU UND MÜNCHEN, 1910

Im Oktober 1910 fährt Kandinsky über Weimar und Berlin nach Moskau, das er seit 1903 nicht mehr gesehen hatte, und von dort anderthalb Monate später weiter zu seiner Familie nach Odessa, wo er bis kurz vor Weihnachten bleibt. Münter ist zunächst für etwa zehn Tage in Murnau, anschließend in München. Es ist für das Paar die erste längere Trennung seit fünf Jahren, entsprechend rege ist der Briefwechsel. Beim Lesen der beinahe täglich abgeschickten Briefe und Gegenbriefe ist eine postalische Verzögerung von etwa vier Tagen zwischen Rußland und Bayern zu berücksichtigen.

MÜNCHEN, 11.10.1910
GABRIELE MÜNTER AN
WASSILY KANDINSKY

Liebes, es ist 3/4 3 – eben kommt dein Telegramm – bist also heil in Berlin. Gestern Abend gegen 12 bekam ich plötzlich Angst, daß dir was passieren kann – ich las noch ziemlich lange um schlafen zu können u. das unangenehme Gefühl los zu werden u. war nervös u. oft wach in der Nacht. Da es so lange dauert bis ein Brief kommt – hab ich dann heute Vormittag telegr. um zu wißen, wie du in Berlin gelandet bist. Erst mit der 3ten Post gegen 12 kam dein Brief u. ich bin wieder ganz vernünftig und zufrieden. […]
Von Fröhner kam Briefchen … […] Sie will gern nach Murnau kommen – mit ihm 3 Tage – muß mich diese Tage mit ihr verabreden, wann.

MÜNCHEN, 12.10.1910
GABRIELE MÜNTER AN
WASSILY KANDINSKY

Jetzt wirst Du schon wieder geschuckelt u. ich will nur schnell einen Brief hinterher schicken, daß Du in Moskau gleich einen findest. […] Habe dann richtig die Fröhner los gekriegt in den eng.[lischen] Garten u. verabredet, daß wir Montag n. Murnau fahren – sie für 8-14 Tage u. er für ca. 3. Hoffentl. hält sich das Wetter. […] Sie freut sich so drauf und hoffentl. fangen wir noch gutes Wetter. Wenn ich die Sache nicht angefangen hätte würde es mir jetzt grade nicht einfallen, aber gewiß wird es sehr hübsch u. angenehm draußen. Die Fröhner ist so ein lieber Kerl … […] Ganzen Abend gestern habe ich meinen Schreibtisch aufgeräumt. Heute Vormittag gemalt und dann *schnell* für Apetit spaziert in den engl. [Garten] – es wurde eine Stunde, da ich in der Seestr. schnell eine Notiz machte – […]. Besucht

Detail aus Abb. 39

habe ich also wegen der Malerei noch niemanden. Habe auch mehr Zeit u. Lust zum Malen, wie zum Besuchen. [...]

Und du rückst immer näher u. näher zur Grenze vom deutschen Vaterland – bleib nicht zu lange.

MOSKAU, 14.10.1910
WASSILY KANDINSKY
AN GABRIELE MÜNTER

Nun, da bin ich, mein liebes, liebes Ellchen. Es ist zwar schon 1/2 12 (bei dir 10) u. ich bin müde, aber ein paar Worte will ich doch noch heute an dich richten. [...] – Also ganz famos weiter gefahren: allein im Coupé von Warschau bis Moskau u. fein geschlafen. Wie diese ganze Atmosphäre auf mich wirkt! Davon erzähle ich später ausführlicher. Aber wie russisch und doch auch unrussisch ich mich fühle! Wie Manches mich beinahe zum Weinen stimmt und Manches mein Herz stärker zu pochen zwingt. Wie anders ist das Volk. Warm ist hier das Leben ... intensiver und packender? [...] Jede Stadt hat ein Gesicht. Moskau – 10. Und eben so alles drin. Und so was beunruhigt und wirkt. Wie wird auf mich die alte Kirchenkunst wirken? Finde ich den Kern, welchen ich suchen, betasten will? – [...] – Sei doch recht vorsichtig u. brav u. munter, lieber Freund. Und schöne gute Nacht.

Dein alter Was.

Wie würde Moskau auf dich wirken! u.?

Nachsatz vom nächsten Tag, 15.10.1910:

Jetzt will ich raus. Sonne. Kremelspitzen glitzern. Ich fiebere direkt. Moskau ist – Peitsche. Moskau ist – Balsam. Du mußt nächstes Mal mit. Viele, viele Grüße mein Liebstes.

MOSKAU, 16.10.1910
WASSILY KANDINSKY
AN GABRIELE MÜNTER

Mein liebes Ellchen, noch immer keine Silbe von dir! U. heute ist dazu noch Sonntag, also kaum wird was kommen. Es scheint mir, hundert Jahre habe ich nichts mehr von dir gehört. Was soll das nur heißen? Ich wollte schon telegraphieren, zwang mich aber vernünftig zu bleiben. [...] Um 1/2 1 Nachts war ich wieder zu Hause u. ... von H's [Hartmanns] gekommen. Also 13 St. haben wir zusammen verbracht. Was war das für eine gute, helle beinahe stürmische Freude. Das liebe Madämchen sagte immer wieder: »Sie, Sie hier! Hier! Ist es schön«. Und Tomik küßte und küßte mich. Nein, doch ist vielleicht diese Freundschaft nichts vergängliches. Und so warm und herzlich sprachen sie von dir. Und viele liebe Grüße senden sie dir. Also wir spra-

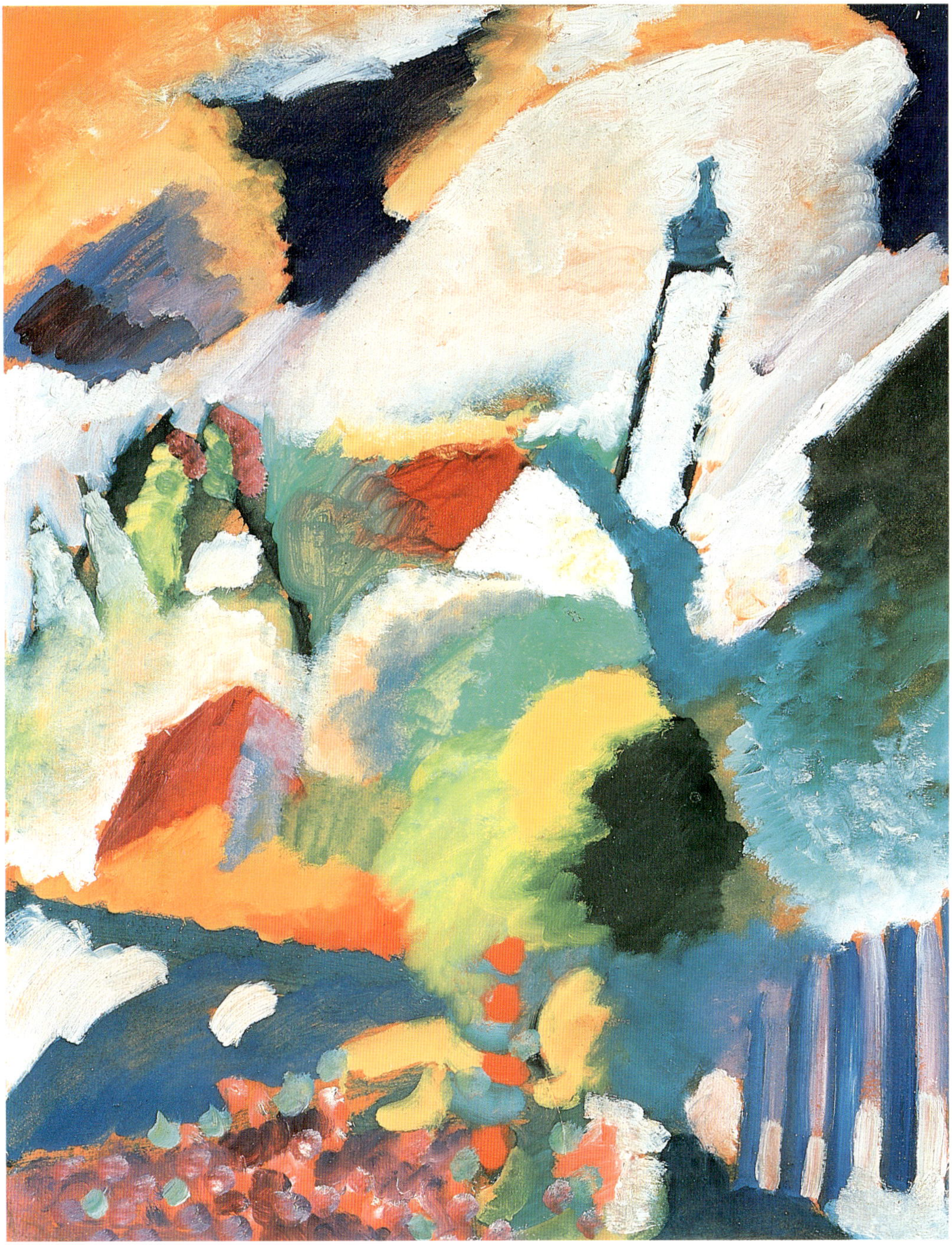

39 Wassily Kandinsky, Murnau mit Kirche I, 1910

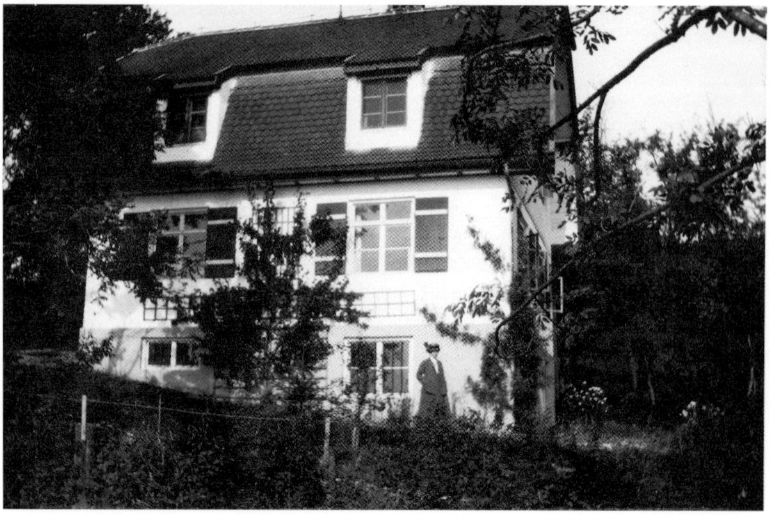

40 Gabriele Münter vor dem Murnauer Haus, um 1909/10

chen u. sprachen u. konnten nicht satt werden. [...] – Heute schreibe ich Vormittag Briefe. Dann um 1 Lunch mit H's in der berühmten »Praga« (meine Studentenkneipe), dann Schirineff's zum Thee und um 6 Diner bei Scheinmanns. [...] – Wenn ich nur wüßte, was du machst, wie es dir geht, lieber, weiter Freund. Liebste herzlichste Grüße, mein Liebes. – Laß mich nicht ohne Nachricht sitzen. Dein Was.

Am selben Tag schreibt Kandinsky abends noch einmal:

Eben komme ich heim u. endlich finde ich d. Brief vom Mittwoch Ab., also den 1sten hier. [...] Ich freue mich sehr, daß du mit so einer Ausdauer an einer Sache arbeitest. [...]

Also heute Vormittag Briefe geschrieben u. gelesen. Um 1 mit H's dejeuniert (mm...mm...mm... was für ein Essen in der ›Praga‹!), dann etwas zusammen gebummelt u. photographiert im Trubel der Straßen u. bei H's erzählt vom Verein ... [...]

Geh doch mal zu Anja, Ellchen! Aber von morgen ab bist du wohl in Murnau. Ich adreßiere doch München, da ich nicht sicher bin. [...] Gut, daß es so warm ist: du kriegst ja nicht sofort Holz in Murnau. Hier ist es auch wunderschön u. bei Sonne ist Moskau fatal schön. Im Kreml war es heute wie im Traum. Alle die äußeren ernsten Kirchenmalereien u. die Kuppeln! Und der Blick auf Moskau »Bogenhausen«!

MOSKAU, 18.10.1910
WASSILY KANDINSKY
AN GABRIELE MÜNTER

Heute nur 2 Worte, liebes Ellchen. Ich warte auf das Frühstück u. dann geht's los. D.h. ich muß in 4 Tagen (Samstag abends) einen Vortrag halten vor einem erlesenen Publikum: 20 Menschen hauptsächlich Musiker, dann Maler, Philosophen etc. Natürlich hat es Jaworsky arrangiert. [...]

Feste muß ich schaffen. Das Wetter ist ununterbrochen brillant ... [...] So denke ich mir, du hast auch gutes Wetter u. bist jetzt in Murnau. [...]

Dann um 12 machten wir noch einen Sprung zu Kreml bei Mond. Dies war stets mein Schwarm. Um 1 ging ich zu Bett, konnte aber nicht gleich schlafen. Also bis weilen viele herzl. Grüße. Ich bin noch immer bezaubert u. ständig paff! Jetzt werde ich vielleicht nicht mehr unbedingt jeden Tag schreiben. So mal dir keine Phantasien vor! Gelt? Bleib gesund, brav, zufrieden u. komm jeden Augenblick weiter in der Kunst. Gruß an Anna.

Dein Was.

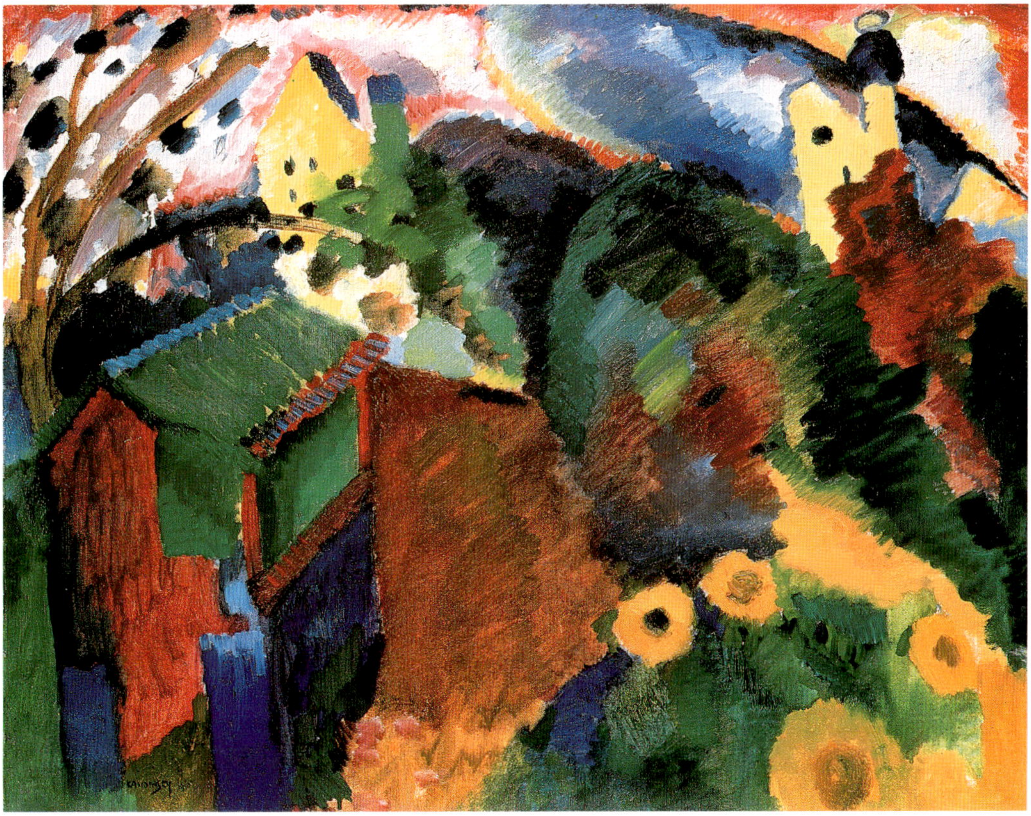

41 Wassily Kandinsky, Garten in Murnau, 1910

MURNAU, 20.10.1910
GABRIELE MÜNTER AN
WASSILY KANDINSKY

Ich besinne mich auf etwas sehr nettes russisches als Anrede – u. jetzt gehts schon mit dem Schreiben, denn, ich wollte im Eßzimmer mit Fröhner zusammen am Tisch schreiben u. da wollte ich keine deutsche Anrede schreiben u. genierte mich überhaupt. Also, mein ganz gutes Liebes Liebstes – Guten Abend! Was machst Du, wie gehts dir? Laß mich doch morgen was von Dir kriegen – es wird mir sonst zu langweilig. [...] – 3.45 fuhren wir nach Murnau. [...] Straße besichtigt, Mittag gegessen, geplaudert, Haus besichtigt, deine Bilder ... [...]. Dann machten wir einen schönen Spaziergang zum See u. an den Zäunen entlang durch Wald schliesslich bei Berggeist auf die Chaussee so daß wir gerade um halb 7 zum Imbiß heimkamen wonach Herr A. über München heimfuhr. Heute stand auch ich früh auf – vor 9, wir besahen den Garten, Fr.[öhner] gab viele nette Ratschläge ... [...] Dann gingen wir vom Garten den Weg hinauf u. kamen schließlich zur Lourdesgrotte – pflückten viel Herbstzeitlosen u. fanden einen großen Busch in der Wiese der ohne Blätter aber dicht rot von kl. Samen war – der Himmel war tief blau u. es war verdächtig warm. Nachmittag haben wir beide geschlafen, dann Thee u. Vorbereitungen zum Malen u. als wir endlich losgingen erhob sich ein Sturm. Wir malten in der verlängerten Burggasse u. gerade kamen alle Murnauer Kühe vorbei u. ich rettete mich über den Graben. Habe 2 Studien gemacht – nicht schlecht – nicht gut.

MOSKAU, 20.10.1910
WASSILY KANDINSKY
AN GABRIELE MÜNTER

– Gut' Morgen! 1/2 10, eben fertig geworden u. warte auf den Samowar. Ich bin jetzt ziemlich fleißig. Übermorgen um 8 ab. muss ich schon den Vortrag halten! Aber erst mit der 1sten Hälfte fertig. Es geht aber ganz gut. [...]

– In Moskau bin ich total verliebt. Der früheren Schönheit haben sich allerhand Bequemlichkeiten angeschloßen. [...] Und was mich noch immer unaufhörlich streichelt – das ist die allgemeine Freundlichkeit. [...] Und schön ist es, Ellchen, unbeschreiblich. Es ist noch immer tadellos schönes Wetter u. Mond. Die Straßen bei Mond und elektr. Licht sind wie ein Zauber. [...] Ich bin sehr neugierig auf Samstag u. ... aufgeregt. Maler habe ich noch nicht gesehen. Alles nächste Woche. Jetzt schreiben u. schreiben! Viele herzlichste Grüße, mein altes Malellchen. Sei du vergnügt, gesund, munter, energisch. Und grüß herzlich Fröhners u. Anna. Freue mich, daß du schon bei Anja warst. Und ... schreib doch mal bitte! Voyons, madame!

Dein a-alter Was.

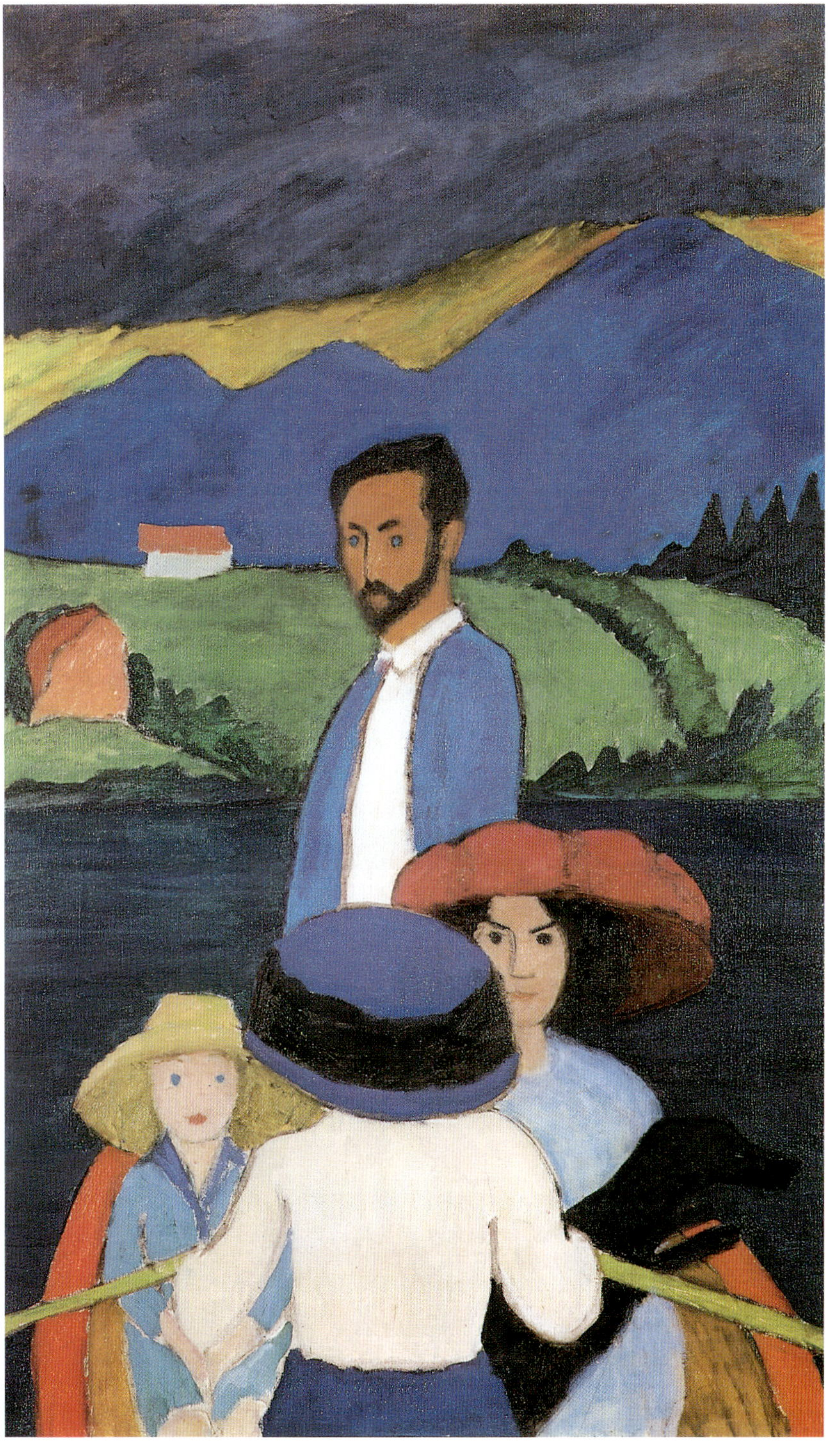

42 Gabriele Münter, Kahnpartie, 1910

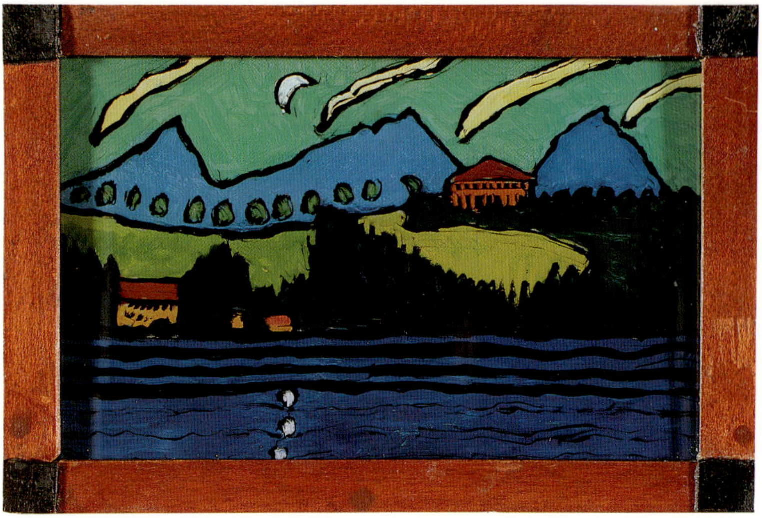

43 Gabriele Münter, Murnau von der Wasserseite, 1910, Hinterglasbild

MURNAU, 23.10.1910
GABRIELE MÜNTER AN
WASSILY KANDINSKY

Mein lieber Was, am 18 bekam ich ersten Brief von Moskau, der war am 14 ten geschrieben sehr eilig – hattest schon mehrere Besuche gemacht u. warst schon voll von Moskau. Dann am 21 bekam ich hier in Murnau einen nach München adressierten der am 18 geschr. war. – darin schreibst Du (auch möglichst eilig u. flüchtig – einen anständigen richtigen Brief habe ich noch nicht bekommen) daß du am Samstag (gestern) einen Vortrag halten mußt und daß es natürlich von »Jaworsky« arrangiert ist. Ich höre den Namen zum ersten mal. Was für ein Vortrag? ich weiß nicht. Ist dazwischen ein Brief von Dir verloren gegangen? Ich würde zufrieden sein, wenn Du mir auch ein mal einen richtigen Brief schreiben würdest u. mir mitteiltest, ob du meine Briefe bekämst. [...] Es ist doch schade daß du keine viertel Stunde Zeit behälst so daß ich etwas über dich weiß. Fast in derselben Zeit wo du mir einen Wisch schickst aus dem ich nicht klug werde könntest du mir ordentlich Nachricht geben, wenn du dran dächtest.

Wir leben hier sehr ruhig. Fröhner handarbeitet – ich thue im Haus was od. Garten u. faulenze u. langweile mich im Ganzen. Diese Woche werden wir wieder in München sein. Bitte jedenfalls nach München zu adreßieren. Die ersten Tage war sehr schönes Wetter, jetzt ist es trüb. Ich bin zu allem zu faul. Wollte dir nur sagen, daß ich Grund habe mit dir unzufrieden zu sein. – wenn nicht ein Brief verloren ist.

Deine Ella

Teures Tierchen, liebes Füchschen, ich danke dir sehr für deine No 8. [...] – Gestern waren wir (ich und Tomik) bei der Gontscharowa. Sie war erst ziemlich kühl (es ist die, die den groben Brief geschrieben hat). In liebenswürdigster Weise wusch ich ihr das wirklich nette Köpfchen (sie ist sehr jung), was ihr imponierte, da sie gern viel Bilder zeigte, die ich zu kritisieren (sehr weich) mir erlaubte. *Sehr* talentvolle Sachen, mit *viel* Gefühl, mit einem Wort *sehr* interessant, wenn auch etwas einerseits zu theoretisch, andererseits nicht durchgearbeitet. [...] – Als wir gingen, schüttelte sie mir auf Studentenart warm die Hand. Heute war ich bei Demissoff, der erst nächste Woche nach Moskau vom Lande kommt. [...] – Eben deinen Schimpfbrief v. 23 bekommen. Es tut mir leid, daß du schlechter Laune bist, die du auf mich ausschüttest. Ich habe dir von Moskau im ganzen 9 Briefe und Karten geschickt, davon mindestens 2 (oder 3) noch nach München adreßiert, wo auch über Jaworsky näheres steht. Ich schreibe dir ausführlich u. viel, und keine »Wische«. Du schreibst mir viel weniger u. tatsächlich »wischiger«. Voilà, Ma'me! Jaworsky ist ein Tanejeffschüler u. ein Kerl. Er hat die ganze musik. Theorie umgebaut u. neue (aus dem ältesten gezogene) Prinzipien aufgestellt. Er hat Schüler, Schwärme u. viele Feinde, wie es immer in solchen Sachen der Fall ist.

Dein Was!

MOSKAU, 26. 10. 1910
WASSILY KANDINSKY
AN GABRIELE MÜNTER

Heute 14 Tage, daß ich hier bin. Eben gefrühstückt u. ziemlich trüber Laune. [...] Ich weiß nicht, woher meine Laune stammt. Nervenspiel, Notwendigkeit Entschluß zu faßen, ob ich nach Petersburg soll (erwarte Nachricht von Ratner), Mangel an Zeit, Wunsch u. Notwendigkeit noch soviel zu erledigen, [...], Hast, präcises Wollen – Haus verkaufen od. nicht, [...] u. endlich lange Weile nach dir, meine Ella! Ach Gott! Das sind doch Gründe genug, wenn man so dran denkt. Meine Seele kann nie lange im Gleichgewicht bleiben u. nicht nur große Gewichte, sondern kleine Grammteilchen ziehen die Waage mal gehörig 'runter, so daß dadurch die andere Schale zum Himmel fliegt. – Du hast recht, meine Ella, ich bin unzurechnungsfähig u. so oft gemein, scharf, hart u. abwesend. Ich sehne mich ja selbst nach Gleichgewicht, nach ruhig duftendem Leben mit dir mit einem ständigen inneren Akkord unserer Seelen, unserer Körper. Aber da kommt immer »Was« oder »Wer« und legt leise den Finger, die Spitze des Fingers auf die Schale u. fort ist der Gleichgewichts Klang. [...] Wie *unglaublich* freundlich *alle* Men-

MOSKAU, 28. 10. 1910
WASSILY KANDINSKY
AN GABRIELE MÜNTER

schen hier zu mir sind, Ellchen. Ich höre wirklich von allen Seiten, daß man mich nicht vergessen kann, daß sich ein altes Band von alten Zeiten bis heute zieht und fühlbar, daß ich anders bin u. daß man zu mir anders stehen muß, wie zu anderen Menschen. Und ich fühle immer dieses Band und die Berührung mit diesen alten Freunden und Bekannten klingt wohl. Warum ist es so? Manchmal verzweifle ich an diesem Unrecht, an dem falschen Urteil, welches ich unverdient (so unendlich unverdient) von Menschen hier geschenkt bekomme. Da ist mir München doch riesig nützlich, wo die Menschen dort mich so wenig mögen. [...]

– Wie stark ich möchte, daß du arbeitest und daß deine Sachen mit jedem Mal großartiger werden. – Nun heute Schluß. Ich küsse zärtlich und mit reiner Liebe deine Hände. Gruß an Anna. Ist sie brav? Dein Was

Den fehlenden Brief von mir findest du sicher in München.

MÜNCHEN, 29.10.1910
GABRIELE MÜNTER AN
WASSILY KANDINSKY

Mein lieber, lieber, guter Was, ich bin schrecklich eilig, dir zu schreiben. Am liebsten möchte ich telegraphieren – [...]. Bin eben nach München heim gekommen u. fand 2 alte Briefe von dir im Kasten – bin ganz aufgeregt u. sehr betrübt – erstens daß ich di ßo vui geschimpft habe u. 2tens weil die ganze Murnauer Zeit für mich sehr viel schöner gewesen wäre wenn ich nicht so verstimmt gewesen wäre, da ich von dir keinen richtigen Brief bekam.

Jetzt komme ich eben heim u. finde den Briefkasten voll, trotzdem ich die Hausmeisterin bat u. sie es versprach, wenn noch was im Kasten wäre, es zu schicken – [...] Gestern war der einzige Tag, wo ich lebendig war u. funktionierte u. malte. Bekam schon den Tag vorher Lust u. wir nahmen uns vor energisch zu arbeiten – u. gestern haben wirs wirklich getan. Heute den ganzen Tag der Reise gewidmet – um 8 aufgestanden. [...]

Ebenso Fröhner – sie läßt dir sagen: »sie beglückwünscht dich zu einem *solchen* Besitztum in einer *solchen* Umgebung!!« Sie war ganz entzückt vom Haus u. seiner Lage u. ganz Murnau u. seiner Lage. Wir hatten auch herrliche Tage. Aber auch bei Nebel war so viel wunderschönes da – u. heute war es einzig. So eine Luft wie damals als wir mit Hartmanns auf den Herzogstand gingen. Von meinem Fenster sah ich die einzelnen Bäume am Berge vor Kochel u. es war mir wirklich schwer, mich loszureissen. [...] Und heiß war es heute! am 29. October! Frau Streidl sagte, es wäre der gute Wind, Sonnenwind. Der Himmel war *so* blau – u. weiße dünne Windwolken. Die Berge im Schatten *so* dunkelblau – u. in der Sonne alles deutlich. Ebenso schon gestern Abend der Sternhimmel. [...] Ich habe Vormittag 2 und Nachmittag 3 Studien gemacht. darunter 2 gute Studien, 1 Studie u. 2 schlechte Studien. Zu den ersteren gehört unser Häuserl. Ein Märchen. Fröhnerl war sehr lieb u. nett u. hatte immer Geschichten zu erzählen. Ein famoser Kerl. Daß wir im Garten auch nützlich waren habe ich ja schon berichtet. [...] War also 1 1/2 Woche in Murnau, von Dienstag Abend – Samstag Nachmittag. Streidls gehts gut, haben unseren blauen Ölanstrich in der Küche nachgemacht. [...] H. Rambold kam um Rat zu fragen wegen einem Vertrag mit der Verkaufstelle des Vereins für Heimatkunst. Wir waren nicht zu Haus – so gingen wir hin u. Fröhner gab Rat u. wir sahen seine Sachen an – sie erstand ein kl. Bildchen für das er sehr ordentlich wie immer, nur 50 Pf. verlangte. Er begleitete uns dann heim u. ich glaube, ließ dich auch grüßen. Ebenso Streidls bestimmt. [...] Es ist wirklich schrecklich, daß es jetzt 4 Tage dauert, bis du diesen bekommst.

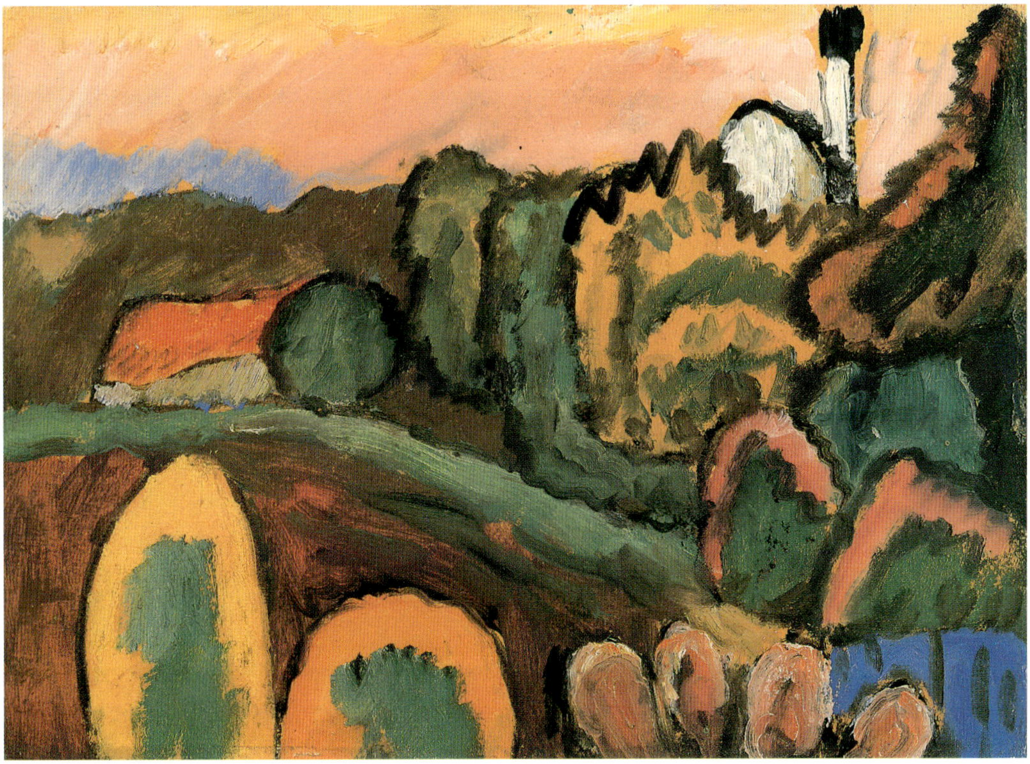

44 Gabriele Münter, Landschaft mit Kirche, 1910

Und *so sehr* haben diese 2 Briefe in der Reihe gefehlt! Und so anders wäre es mir zu Mut gewesen. Ich war garnicht lustig u. hatte zu nichts Lust. Ich sehe, daß ich sehr brauche nette Behandlung. Es scheint, daß meine Stimmung dann besser wurde nach deinem Brief vorgestern. Ich bekam Lust zum Malen u. sah wieder was plötzlich. Fröhner hat auch ein paar Studien gemacht. [...] Viele gute liebe schöne Grüße! Mein einziges ganz Liebes,

deine Ella.

Also nicht bös sein, gel?

MOSKAU, 29. 10. 1910
WASSILY KANDINSKY
AN GABRIELE MÜNTER

Mein liebes Herz, auf die Nacht noch einen Gruß! Eben von Lentuloff gekommen (der von mir abgewiesene Maler). Erst seine nette Frau zu Hause gefunden. Dann kamen lauter Maler: Kontschalowsky (Le Fauconnier's Freund), welchen ich übermorgen bei Maschkoff nochmals treffen werde, die Gontscharowa, Larinoff, noch ein paar Maler u. endlich kam der Herr selbst. [...] Heute aber entpuppte es sich, daß sie eine Sitzung haben wegen der Ausstellung am 1/14 [russ. u. dt. Datum] XII, zu welcher ich und Jawl. nach München Einladungen geschickt bekommen sollen. Ich habe von Marianne geredet. Nun freilich habe ich mich von da zurückgezogen um nicht zu stören. [...]

Es ist 1/2 11, ich gehe zu Bett, will mal ausschlafen. Morgen erst Kirche, dann Lunch mit Hartmanns. Dann Gontscharowa. Dann Besichtigung einer Spielzeugausstellung [...]. Dann Diner mit Abrikosoff (er) und Tolja Scheimann in der »Praga«. Abends irgendwas Theatralisches. Und jetzt gute Nacht, meine Liebe, Liebste.

MÜNCHEN, 30. 10. 1910
GABRIELE MÜNTER AN
WASSILY KANDINSKY

Guten Sonntag mein ganz liebes!
Das münchnerische Leben hat schon angefangen. Ich möchte dir den ganzen Tag schreiben oder mit dir sein. Wo soll ich anfangen, dir zu erzählen. Gestern abend brachte Anna meinen Brief noch zur Post, die 10 Uhr Leerung war aber vorbei. Heute habe ich dann doch gedrahtet – du solltest nicht so lange bös bleiben. Also es scheint die ganze Sache war meine Schuld. [...] Soviel gäbe es bei uns zu sehen — (*deine* Bilder – *meine* – die Sachen an den *Wänden*) zu denken – zu thun – zu lesen (Zeitungen voraus). Meine Studien habe ich weg getan um nicht davon abgelenkt zu werden – erst will ich paar Notizen bearbeiten (Bleinotizen malen) u. dann reizen alle Ecken Stilleben – Mit den Blumen ist es hier *so* schön! Und der Tisch mit den 17

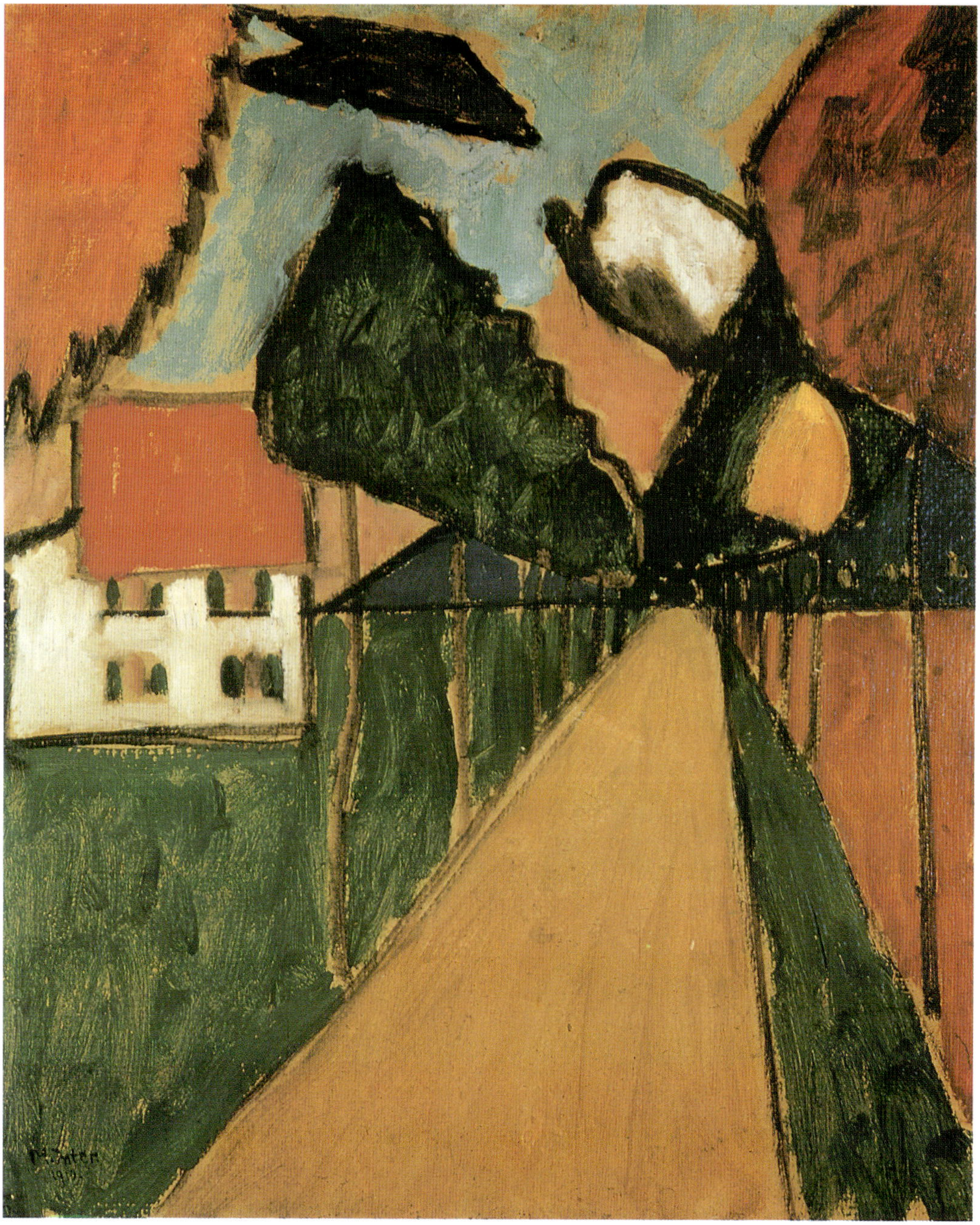

45 Gabriele Münter, Gerade Straße (Kochel), 1910

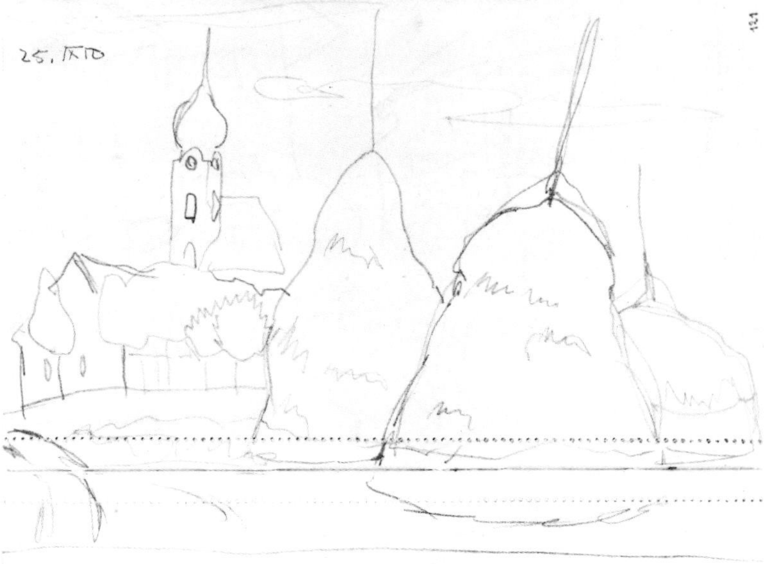

46 Gabriele Münter, Heuhocken bei Murnau, 1910, Bleistift, Skizzenbuch

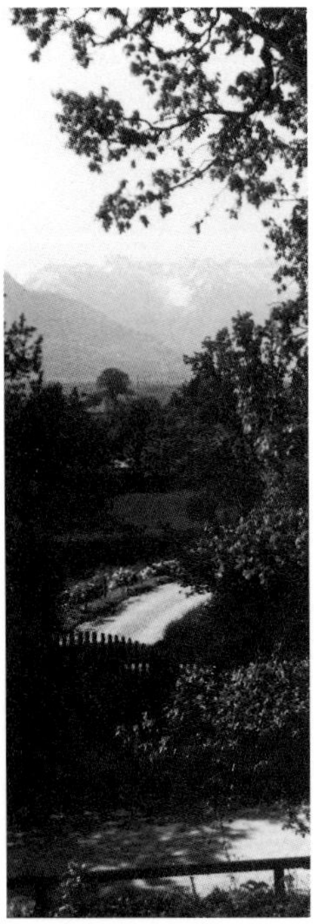

47 Blick vom ›Russenhaus‹ nach Süden auf Moos und Gebirge, um 1910/11

Madonnen! [...] Also ich war sehr dumm u. schwach mich verstimmen zu lassen u. nicht auf den Gedanken zu kommen, daß hier was liegen kann von Briefen. Sowas kommt wohl nimmer vor aber wir wollen doch ordentlich nummern, damit man sich auskennt. Deine Briefe sind jetzt wieder so lieb u. nett u. ausführlich, wie früher. Weißt Du, wenn Du nicht schon ziemlich das ganze Jahr kalt u. oft unnett gegen mich gewesen wärst, so hätte mir das auch sicher viel weniger anhaben können – aber so schien es schliesslich, daß du dich verändert hast zu mir, da du mir auch nicht mehr wie früher, ausführlich schreiben zu wollen schienst. [...] Will mich auch von Fröhner zu Theater etc. animieren laßen. Dein Vater sagt ja »junge Menschen müssen Vergnügen haben«. Ja, wenn man anfängt alt zu werden, so betont man u. fühlt gern, daß man *noch* jung ist. »Vergnügen« brauche ich, glaub' ich nicht sehr – hab ja auch nie viel gehabt – mit recht guter Behandlung wär ich schon zufrieden! z.B. Jetzt mit deinen Briefen bin ich sehr zufrieden – so warst du früher auch immer wenn wir zusammen waren u. da hast Du mich halt verwöhnt – also mußt du nun schon so weiter machen. *Sehr* freue ich mich natürlich über (bittä gleich essän, daß net kalt werd!) (Nachmittags weiter:) deine Erfolge u. das lebendig gute Leben in Moskau. [...] Ich hoffe *sehr* daß es bei unserer Abmachung bleibt, daß du Moskau in vollen Zügen jetzt genießt

– neue Bänder knüpfst, alte befestigst u. dann deine Eltern besuchst u. es so einrichtest, daß Du Mitte (europ.) Dez. spätestens wieder bei mich kommst. Bleibts dabei? [...] In Murnau hättest Du deine Freude gehabt, Meisen u. Kreuzschnäbel (Seltenheiten) reizende herzige Vögelchen waren eifrigst an den Sonnenblumen u. das Eichhörnchen war kollossal beschäftigt. Der Höhepunkt war der letzte Tag gestern. Am Peissenberg sah man jedes Hüttchen – von deren Existenz ahnten wir nichts. Und schön war alles, riesig. [...] Und weiter *recht viel* Genuß und Erfolg und Vergnügen für dich! Wie lange bleibst Du noch dort? Eil nicht, aber komm doch nicht zu spät heim!
Viel Grüße! Jetzt wollen wir alle 2 wieder gut sein!

Deine Ella

MOSKAU, 1.11.1910
WASSILY KANDINSKY
AN GABRIELE MÜNTER

Gestern Vormittag zu Hause gearbeitet, hauptsächlich Briefe geschrieben. Um 1 holte mich Tolja ab u. wir gingen energischen Schrittes zu Schirieffs, wo auch Frau Scheimann war u. wir alle tadellose Blini bekamen (Pfannkuchen), wovon ich mir gestattete ca. 10 Stück zu genießen. [...] Dann geschwind Thee u. zu Maschkoff wohin auch Kontschalowsky kam. [...]

Schließlich wurde ich gestern gebeten eine Liste unserer Leute (nach meiner Wahl) aufzustellen, damit die Einladungen geschickt werden können. [...] Für deine Wahl (bzw. deine Bilder für hier) habe ich schon eine provis. Liste aufgestellt u. warte auf die Unterhaltung von morgen um noch Änderungen darin zu machen u. sie dir zu schicken.

Sie bezieht sich auf Kandinskys Brief vom 28. 10.:

MÜNCHEN, 1.11.1910
GABRIELE MÜNTER AN
WASSILY KANDINSKY

Eben deinen Brief gelesen, mein guter lieber Wassi – Du sollst aber nicht traurig u. verstimmt sein, mein liebes, braves. Das kommt vom Hetzen. Du brauchst dich nicht hetzen, wirklich. Einerseits versuch doch mal etwas rücksichtsloser zu sein u. nur das nötigste zu machen – u. andrerseits, wenn Du in so kurzer Zeit nicht mit allem, was Du da vor hast fertig werden kannst, so muß ich wohl oder übel deinen Urlaub verlängern. Ich denke ja, daß es mir vielleicht recht traurig wird, Weihnachten ohne dich – aber du darfst dich wegen 2 Wochen früher od. später nicht zerreissen. Bleib nur gesund, dann bist du auch munter. Und gönn dir doch mal einen *vollkommenen* Ruhetag. [...] War gestern Vormittag Stadt, kam spät, müde hungrig heim. Bekam Tomatensuppe u. Kartoffelpuffer – aß vielleicht zu viel davon u.

war kaput den übrigen Tag. Abends, als deine Karte fort war ging ich zum Umziehen u. war am aufknöpfen der Taille, da fiel mir ein, daß es doch viel bequemer wäre zu Haus zu bleiben – u. ich genierte mich ev. Bekannte zu sehen in einem ev. leeren (Museum)saal – da blieb ich u. malte eine Landschaft u. ging früh zu Bett. Habe jetzt wieder große Lust zum Arbeiten u. habe auch viel vor. Eine Herbstabendstimmunglandschaft an der ich recht arbeiten will. Heute Vormittag habe ich den ersten Entwurf von gestern Abend übermalt. Mache noch mehr davon, muß Zeichnung u. Farbe suchen – ev. auch »Synthese!«. [...] Gehe gleich zu Anja – konnte sie gestern nicht annehmen, weil ich zu kaput war u. mich gerade zum Essen gesetzt hatte. Heute kommt Fröhner Nachmittag.

MOSKAU, 3.11.1910
WASSILY KANDINSKY
AN GABRIELE MÜNTER

Gestern Nachmittag deinen allerliebsten Brief bekommen u. erst abends gelesen u. heute früh wieder ordentlicher (studiert). [...] Also vorläufig nur Gruß und vielen, vielen Dank für den lieben Brief. Wie empfindlich du bist, meine Ella! Es tut mir so unendlich leid, daß dank der dummen Hausmeisterin dir Murnau verdorben wurde. Du sollst auch nicht so empfindlich sein. Du weißt doch, wie ich an dir hänge, dich aufrichtig u. gut u. doch richtig liebe (»doch«, d.h. trotz meinem schlechten Charakter). u. du solltest mir mehr trauen und denken: etwas ist vorgekommen – deswegen keine Briefe. Du mußt auch wißen, daß ich *total* von Moskau u. den Eindrücken hier verschlungen war u. noch bin. [...] Also jetzt bis auf später. Ich küsse dich von ganzen Herzen mit reiner guter Liebe. [...]

Nun werden alle unsere 8 Münchner durch mich eingeladen mit 2 juryfreien Werken in der Dez.-Ausstellung »Bubnowi Walet« teilzunehmen. [...] Ich lege dir Anmeldeschein bei. [...] Hartmanns wollen unbedingt mir das Eßzimmer als Atelier abgeben. Wie herzlich u. gut sie überhaupt zu mir sind: wenn ich müde ankomme, sofort muß ich auf's Sofa u. Olga schiebt mir ein feines Kissen unter den Schädel zu. Tomik legt meine Beine auf's Sofa und ich *muß* schlafen. Also sei mir gut und hab *viel* Geduld mit mir! Du liebe, reine. Dein Was.

MÜNCHEN, 3.11.1910
GABRIELE MÜNTER AN
WASSILY KANDINSKY

Was würdest Du meinen, mit Schroeters in Berlin zusammen Weihnachtsbaum zu feiern? Ich glaube, es wäre nett – dann bleiben wir bis Anf. – Mitte – Januar! So scheint es mir nett – machst Du mit? Ich muß doch wohl über kurz od. lang zu Schroeters – Emmy läd so sehr ein! [...] Habe heute schon in der früh im

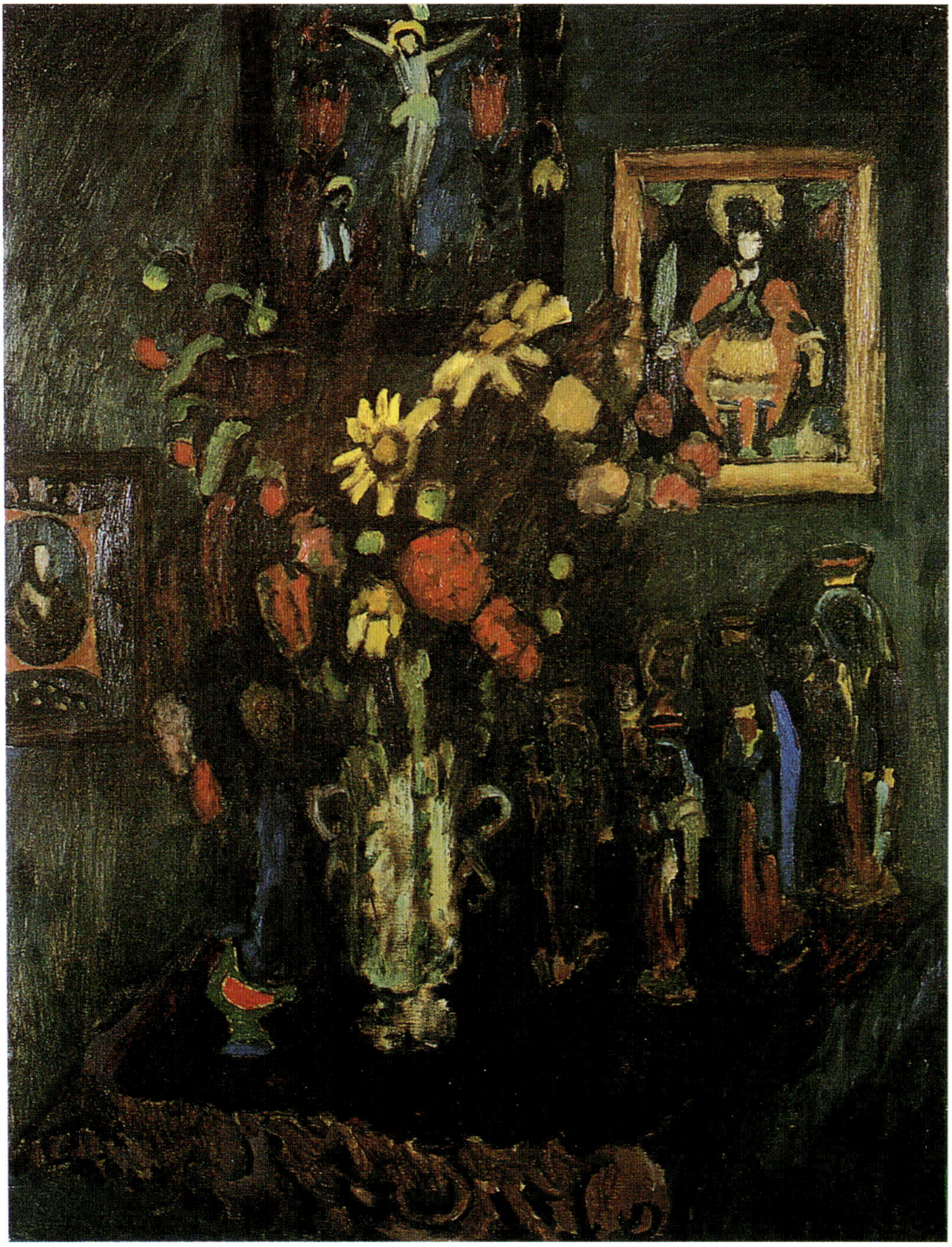

48 Gabriele Münter, Stilleben mit Figuren, 1910

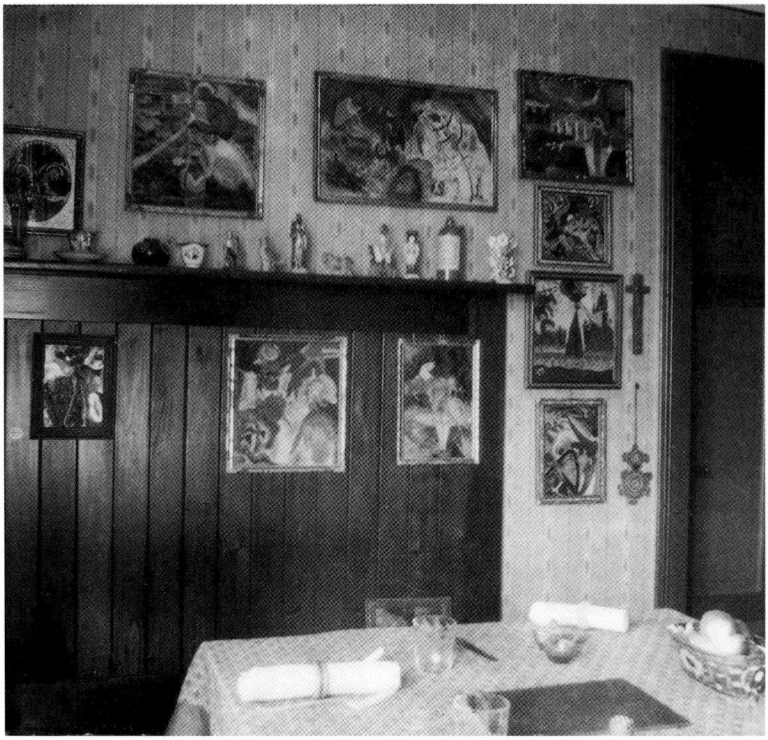

49 Wohn- und Musikzimmer im ›Russenhaus‹ in Murnau, 1910

Bett gezeichnet – ein Stille[ben] das ich gestern Abend malte (aus Murnau.) dann kam dein Brief, dann früh auf u. 3-4 Stunden gemalt – bis Essen. Zuerst ein gestern gezeichnetes Stillleben (groß) fertig gemalt – dunkel, impressionistisch – mystisch – gemaaalt – kitschisch. Mein Sesseltisch mit viel Madonnen und Blumen. Dann nochmal klein dasselbe von der anderen Seite – Synthese – dann essen – dann nach den Morgen Zeichnungen nochmal das gestrige Stilleben strenger. u. als ich heute Abend heimkam hab ichs nochmal aufgezeichnet – Picassoeinfluß unverkennbar. Schicke dir Skizze u. Vorzeichnungen mit. [...] Sehr viel gute Grüße u. nochmals Dank f. l. [lieben] Brief. *Beinahe* schad um die Zeit! Aber schreib nur immer so! Und wenns nicht gut geht – ein Kärtchen. D. E.

MOSKAU, 5.11.1910
WASSILY KANDINSKY
AN GABRIELE MÜNTER

Mit der ›Beluga‹ (ein einfacher, aber famoser Fisch) bekam ich auch den liebsten Brief vom 1.11. N 15. Ich danke dir viel – vielmals. [...] Überhaupt hat jetzt viel ruhigere Zeit angefangen. Und nicht das Hetzen ist schuld, sondern der erschütternde Eindruck von Moskau (nicht wie Jawl. verstand *Stadt* M., sondern ganz M. in jeder Beziehung). Jetzt habe ich mich schon gewöhnt etwas wenigstens.

MÜNCHEN, 7.11.1910
GABRIELE MÜNTER AN
WASSILY KANDINSKY

Jawohl, wie du siehst aus meinen Briefen – penidre [malen] thu ich. Da ich für sehr gut halte die Studie Kocheler gerade Strasse, so will ich sie jedenfalls nach Moskau schicken. Da ich sie aber besser nicht machen kann, habe ich sie größer kopiert – so genau als möglich – aber die kl. Studie ist doch besser. Ich wollte sie aber doch nochmal haben. [...] Heute war ich früh n. 7 wach u. kriegte später deine Karte um 9 schlief ich wieder ein und stand um 12 auf! Nach Frühstück gemalt – neues Stilleben wieder mein Madonnentisch.

MOSKAU, 8.(7.)11.1910
WASSILY KANDINSKY
AN GABRIELE MÜNTER

Trotz meiner Laufereien denke ich doch viel an die Kunst. Momentan dauert noch meine Stillperiode. Ich würde jetzt nichts malen können. Noch zu stark, zu verwirrend sind die Eindrücke. Larionoff erzählte mir vom Commando im Heer u. ich war ganz erschüttert. Ich möchte sowas malen, den inneren Klang davon Form-farbig geben. – Viele liebste Grüße, mein Schatz, meine Frau und mein Freund. Dein Was.

Freue mich sehr, daß du Anja oft siehst.

Er bezieht sich auf ihren Brief vom 3.11. mit dem Vorschlag, Weihnachten zusammen in Berlin zu verbringen.

MOSKAU, 8.11.1910
WASSILY KANDINSKY
AN GABRIELE MÜNTER

Nein, nein! ich fahre von Odessa direkt heim. [...] Es ist auch Zeit heim zu kommen. Ich möchte alle Eindrücke verdauen und etwas malen. Deshalb bin ich auch sehr gegen Weihnachten in Berlin. Schade auch diese schöne Feier in dieser Pfuistadt zu verbringen. Lieber Murnau. Mitte Januar (bzw. gegen Mitte) fahren wir hin Berlin für 14 Tage, was vollkommen genügt – meine ich. Laß uns doch etwas allein u. zusammen bleiben nach meiner Rückkehr u. am liebsten in Murnau. Ich möchte auch mal wieder Anja sehen. So nimmt ja die Reise kein Ende! ... Bist du einverstanden? [...] – Deine hartnäckige Anstrengung die Zeichnung zu finden freut mich über Maßen. Die Skizzen gefallen mir. Nun, wie du weißt, bin ich überhaupt gegen harte, zu präzise Form, die »heute« nicht sein kann u. auch überhaupt mit einer Sackgasse endet. [...]. Wenn du wirklich fühlst, was ich damit meine (nicht philosophieren, nur *einfach* verstehen, fühlen!) dann findest du auch die Form. Die Form muß man auf sich wirken lassen und alle Picassos und Picassore vergessen.

[...] Arbeite! Schone dich! Sei gesund! Sei fühlend! Bleib Schaffner! Und viele liebe Grüße von deinem alten Was, welchem du fehlst.

MÜNCHEN, 8.11.1910
GABRIELE MÜNTER AN
WASSILY KANDINSKY

Nachdem ich meine Bilder revidiert hatte ging ich Vormittag anprobieren und einkaufen – ein Sauwetter! Nachmittag gemalt. Fabrik! Und jetzt hab ich die Madonnen in alle Winde verstreut – es genügt damit. Lege auch ein helleres Deckchen auf's Tischchen um ein andres Bild zu bekommen. [...]

Es ist mir sehr zuwider, daß du dich da so verbrauchst. Hoffe sehr, daß es in Odessa besser wird – wenigstens wäre es zu wünschen. Heute hatte ich erst keine rechte Lust – das Clavierweib, das immer im drüberen Haus bei offenem Fenster aufs Clavier haut – brachte mich aus der Stimmung – u. überhaupt muß ja auch eine Reaktion kommen nach der Arbeitswut. Später fing ich doch an ganz ordentlich u. mit Lust zu arbeiten. Dann kam Lulu [Jawlensky] – ich zeigte meine Arbeiten – er lobte sehr – er blieb zu Tisch [...]. Als Jawl. fort war kukte ich etwas in die Zeitung – es wurde schon dunkel – ging *etwas* in engl. Garten, der noch bevölkert war – alles ging gerade heraus u. dann war ich lange bei Kanoldts.

Kandinsky hält sich für einige Tage in Petersburg auf, um Formalitäten seiner Scheidung zu regeln.

MÜNCHEN, 12.11.1910
GABRIELE MÜNTER AN
WASSILY KANDINSKY

Mein ganz braves, liebes, heute mußt Du aber mal wieder einen Brief bekommen. Beinah hätte ich nichts zu erzählen, ausser ein bischen zahnweh – hatte gestern etwas gefroren u. da sitzt es schon in dem bewußten kl. Zahn [...] Wenn Du ganz kurz vor Weihnachten kommst, so machen wir hier ein kl. Bäumerl u. gehen zu Neujahr nach Murnau, so daß wir nicht gleich eilen müßen! gelt? Od. möchtest Du auf jeden Fall sofort in die Filla? [...] Dein heutiger Brief den du 26 nummerst vom 26/8.X.XI ist aber 28. Du bist so ein schrecklich lieber Kerl! Es dauert aber noch lange, bis du wiederkommst u. ich will mir nicht die Zeit lang werden lassen sondern arbeiten. [...]

– Wollen mal Zeiteinteilung versuchen. Viel allein arbeiten u. doch viel zusammen sein – spazieren u. so! [...] Es war das *Schema* der Linien, das ich da zeichnete u. sind alles Versuche – so od. so. Ich denke, wie du wohl weißt, nie daran, wie es der od. der macht od. wie ichs hier od. da auf einem Bild gesehen habe. [...] Glaube schon zu verstehen deine Definierung der Form.

In ausführlichen Briefen vom 13. und 15. 11. hatte Münter Kandinsky u. a. von einem Besuch Alfred Kubins in der Ainmillerstraße sowie von scheinbaren Mißstimmigkeiten zwischen ihr und Werefkin und Jawlensky bei einem Konzertabend berichtet, ebenso von ihren Zahnschmerzen.

MÜNCHEN, 16.11.1910
GABRIELE MÜNTER AN
WASSILY KANDINSKY

Giselas [durchgestrichen] Marianne [von Werefkin] scheinen etwas gegen mich zu haben – ich bin mir aber keiner Schuld bewußt – dachte schon daran Brief zu schreiben und Mißverständnisse aufzuklären – aber ich sehe es noch eine Weile an u. lasse sie an mich herankommen. [...] Lulu [Jawlensky] versprach Donnerstag Ab. im Concert, am Freitag noch mal zu mir zu kommen, kam aber nicht. [...] Meine Lippen schälen sich nach dem Fieber, das ich die Tage doch wohl hatte. Da Fröhner gestern erst ganz spät kam habe ich noch recht viel gemalt – heute Nachmittag hab' ich die Dorfstr. m. Gänsen größer gemacht, gestern aufgezeichnet. Einerseits besser – andrerseits schlechter, als die Studie.

MÜNCHEN, 17.11.1910
GABRIELE MÜNTER AN
WASSILY KANDINSKY

Wenn da wirklich eine Hand ist die bis jetzt die Scheidung verhinderte u. du daran glaubst – darf es denn jetzt sein? Mir scheint, wenn du eher selbst in Pbg [Petersburg] gewesen wärst, so wäre es auch eher so gekommen. Du mußt mir Näheres darüber mündlich sagen. Du weißt ja, daß ich dir u. deinen Gefühlen vertraue, trotzdem ich nicht immer mit dabei bin. [...]

Heute waren wir den ganzen Tag allein und ich kann sagen beinah hab' ich mich gelangweilt. Teils bin ich ganz gesund – teils doch nicht – zum was ordentliches anfangen fehlt die Energie. [...]

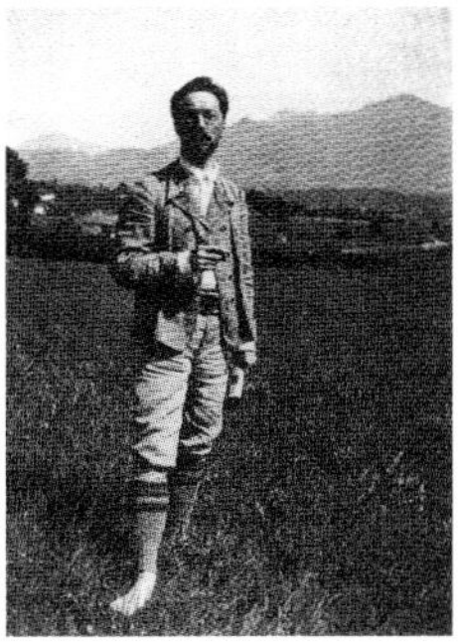

50 Kandinsky in Murnau, 1910/11

Um noch einmal auf das etwas komische Benehmen der Giselisten zurückzukommen – so wundert es mich etwas – sollte Marianne plötzlich unter die Dummen gegangen sein? [...] Bar. [onin] hatte sich jedenfalls schon seit einiger Zeit gegen mich verändert. Ich habe ein paar ganz unbedeutende Ungeschicklichkeiten ihr gegenüber gemacht aber es war jedenfalls nicht bös zu verstehen und ich kann sie nicht für so kleinlich halten, daß sie so was übel nimmt – unmöglich. Daß Jawl. sich nicht sehen läßt – sehr möglich, daß nachher *garnichts!* war? Wenn man sie zur Rede stellt. ihn besonders. Ich bat ihn ja in Murnau, er möchte offen gegen mich sein, und sagen, wenn ihm was nicht paßt. Jedenfalls – ich habe nichts unrechtes getan u. ich fange nicht an. Da können sie mir den Puckel runter rutschen. [...] Du vertraust meinem Urteil ja, gelt?

Münter hatte ihm auch von Kubins Gegnerschaft zur ›Neuen Künstlervereinigung München‹ erzählt.

MOSKAU, 18.11.1910
WASSILY KANDINSKY
AN GABRIELE MÜNTER

Kubin hat doch nicht ganz recht. So ein Verein ist nützliche Sache u. doch haben wir die interessantesten deutschen Maler bei uns. Was tut man, wenn es keine besseren giebt? Ich hoffe immer daß unsere Leute ernster werden und ihre große Pflicht anerkennen. Dann werden auch die Werke besser. Ein Verein ist eine geistige Kraft. In Paris u. auch hier sind es auch nur einzelne Kräfte (wie immer nur ein paar Künstler), die natürlich zusammenwirkend dichtere Atmosphäre bilden. [...] Gruß an Anna. Wie steht's mit den Zähnen? Dein Zahn besorgt mich sehr. Frau Abrik. lässt dich herzlich grüßen. Ich mußte ihr viel von dir erzählen.

MÜNCHEN, 18.11.1910
GABRIELE MÜNTER AN
WASSILY KANDINSKY

So, mein Liebes, jetzt wär die Sache überstanden. Vormittags war ich bei v. Br. [der Zahnarzt von Bracht] – er wollte gleich schneiden u. ziehen – ich meinte aber, es ist noch nicht reif genug u. er sagte, gut, warten wir bis morgen. Als ich dann aber heimkam u. es schmerzte immer wurde es mir doch zu fad u. ich schickte Anna mit Brief zu ihm, er soll mich doch heute befreien – um halb 5 bestellt er mich u. um 5 kam ich dran. Ich war schon recht nervös u. habe mich nicht sehr rühmlich benommen. [...] Muß sagen, habe keine rechte Lust Kanoldts zu besuchen – wußte aber nicht, wie abschlagen als sie neulich drum baten mal Abends zu kommen. Muß auch Kaspars den Besuch erwidern – u. finde es ziemlich langweilig. [...] Nun genug mein Liebes – ich werde schrecklich froh sein, wenn Du wieder da bist. Viele Grüße! Deine Ella. Habe gestern trotz Schmerzen so viel an Anja hingeschwatzt, daß ich deinen Gruß vergaß. Nächstes mal.

MÜNCHEN, 19.11.1910
GABRIELE MÜNTER AN
WASSILY KANDINSKY

Mein Liebes, eben, vor 9 Abends bin ich aufgestanden, eher kriegte ich die Energie nicht z'amm. Jetzt wollt ich schreiben u. Bett machen laßen. Was für ein Glück, daß ich gestern die Zahnsache erledigt habe! Es war mir heute nicht sehr schlecht und nicht sehr gut. [...] Nach dem Abendessen war Anja da und brachte Blumen – sie ging aber ohne mich zu sehen. [...] Jawl.[ensky] erzählte in einer Tour von seinen Käufen bei Althändlern. [...] Also wie ich vermutete lag *garnichts* vor – ich weiß nicht – es war vielleicht nur eine Laune od. Schein.

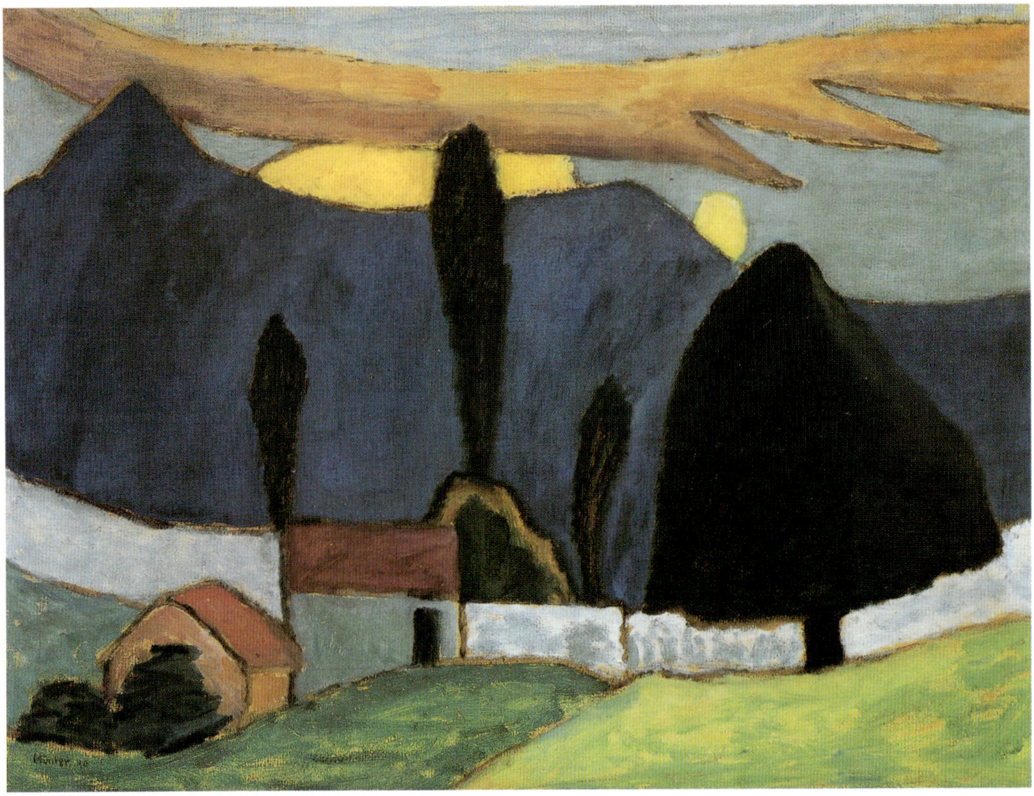

51 Gabriele Münter, Landschaft mit weißer Mauer, 1910

MÜNCHEN, 20.11.1910
GABRIELE MÜNTER AN
WASSILY KANDINSKY

Leider nur kann ich Dir nichts Lustiges od. Angenehmes schreiben. Es wäre alles ganz gut – ich bin ungestört, lag wieder bis Nachmittag im Bett u. habe ganz gut ausgeruht – wenn ich mich nur des Gedankens erwehren könnte, daß das Ziehen des Zahns überflüssig u. unrichtig war – jetzt hab ich eine häßliche Lücke vorne u. werde nun doch falschen Zahn machen müßen ... [...] Ja wirklich – noch beinahe 5 Wochen, bis du kommst – bis Weihnachten – u. lange bist Du schon fort – es ist doch viel schöner, wenn du da bist – ohne dich bin ich so viel weniger – du gehörst so zu mir u. machst mich reich u. ohne dich ist es hier leer. Solange ich arbeite, denke ich kaum dran. Sei immer lustig u. gesund u. schone dich! Grüße an alle Bekannten Moskowiten u. an Ksidas. Deine Ella.

MOSKAU, 21.11.1910
WASSILY KANDINSKY
AN GABRIELE MÜNTER

Gestern war ich mit H's [Hartmanns] in der Galerie Schtschukin knappe 2 Stunden. Es waren noch andere Menschen da. Die Galerie ist famos: Monet, Pissaro, Renfrelli, Degas etc., große

Selektion Gauguin, manche gute van Gogh, feine Cézanne u. endlich viele Matisse bis zum letzten Tag. Ich habe etwas gesprochen u. gut. Übrigens den Sch. überzeugt, daß er von dem ganz letzten Picasso kaufen *muß*, wovor er Angst hatte. Er wurde nachdenklich u. sagte sehr nett: »Sie haben recht«. [...] Denselben Tag habe ich an Sch. unseren Katalog geschickt. Er sprach riesig nett von Tschudi u. ist selbst ein netter, sympath. Kerl. [...]

Ich bin für deine letzten Sachen begeistert: Landschaft, Stilleben u. Simonowitsch [Stilleben mit Figur]. Wieder hast du was am Schwanz gepackt. Nur so weiter, mein feines Liebchen.

Er geht auf Münters Brief vom 17. 11. ein mit den vermuteten Unstimmigkeiten zwischen ihr, Werefkin und Jawlensky.

MOSKAU, 22.11.1910
WASSILY KANDINSKY
AN GABRIELE MÜNTER

Laß sie ruhig ihre Launen haben, Liebchen. Wollen wir doch überhaupt unsere Pflicht soviel wir können an den Menschen tun u. um die Resultate uns nicht kümmern. Gelt? Natürlich traue ich deinem Gefühl. – Ich habe 'ne Mordsangst, daß du den Bracht dazu gebracht hast, daß er den Zahn zieht!! Es wäre zu, zu schade. – Was mich wirklich glücklich macht, das sind deine Beziehungen zu Anja. Wenn ich hier so lustig, so jung (wie alle behaupten), so ein »Bräutigam« (Jüngling) bin (wie Herr Abrik. gestern sagte), wenn ich so ein »überhaupt braver Kerl« bin (wie Frau Abrik. gestern sagte) etc. etc., so ist einer der Hauptgründe, die Hauptursachen dieses Gefühl des Glücks. Und das mit der Scheidung mußte so sein, so kommen – das *weiß* ich jetzt besonders klar (früher *fühlte* ich es nur dumpf). Trau auch du den »Mächten« und laß auch du alles »reifen«. Dann kommt die richtige Frucht »von selbst«. [...]

Viele, viele, viele liebste, liebste, liebste, liebste Grüße, me-i-ne Ellllla.

Dein Was.

MÜNCHEN, 22.11.1910
GABRIELE MÜNTER AN
WASSILY KANDINSKY

Nun, von heute nicht viel zu berichten. Ziemlich spät auf u. malte das Stilleben fertig – es ist nichts von dem geworden, was ich damit wollte – dumm, nicht innerlich, nicht schön, nicht richtig. [...]

Da giebt es an Hartmanns nicht viel Interessantes zu erzählen aus meinen Briefen! Sie sind hübsch lang und inhaltslos. So manche Kleinigkeiten möchte ich erledigen u. verbummele es immer. [...] Ich hoffe sehr daß du nicht später wie 17 – *vielleicht* schon etwas früher wieder hier bist! Nun zuerst reise gut u.

glücklich u. gesund nach Odessa. Innigen Gruß und Kuß, mein ganz Liebes. Deine Ella

MOSKAU, 23.11.1910
WASSILY KANDINSKY
AN GABRIELE MÜNTER

Doch hast du also deinen armen Zahn ziehen laßen! Alles habe ich miterlebt als ich gestern schon im Bett d. liebsten Brief las. Die Karte 31 (zur selben Zeit erhalten) beruhigte mich wenigstens –, daß du den Zahn nicht mehr fühlst. Aber schade ist es schon! Die Lücke wird sicher mit der Zeit ganz ausgefüllt durch Zusammenrücken der Nachbarn. Nun bist du wenigstens die ewigen Schmerzen los. Gell? Liebchen. – Es freut mich auch, daß es mit Gisela doch wahrscheinlich Einbildung war u. daß Andre [Jawlenskys Sohn] wieder hergestellt ist.

Wie in den Briefen zuvor berichtet Münter ausführlich über ihre Erkrankung und bereut es, sich den Zahn ziehen gelassen zu haben.

MÜNCHEN, 24.11.1910
GABRIELE MÜNTER AN
WASSILY KANDINSKY

Gegen Abend bekam ich Besuch von der Baronin [von Werefkin] – alles gut – sie wußte von nichts – hat Andre gepflegt u. war die ganze Zeit bei ihm. Erzählte daß Herr Mark [Franz Marc] bei ihnen war mit einem Bonner Ehepaar Macke, die auch Müs [Münters Bruder Carl und Frau in Bonn] zu kennen scheinen. Und sonst gab es noch allerhand Neuigkeiten. [...] – So fertig. Da hab ich richtig wieder bald 8 Seiten voll geschrieben – aber ich weiß halt nichts u. du bist auch viel zu lieb um über meine Nichtigkeiten zu gähnen – gel? Es ist mir wirklich so unangenehm, daß ich dir die dumme Zahngeschichte immer geschrieben habe – sicher läßt Du dich davon stören. Aber jetzt ist es ja schon wieder gut. Die ausführlichen Berichte sind halt dran schuld, die Gewohnheit.

MÜNCHEN, 25.11.1910
GABRIELE MÜNTER AN
WASSILY KANDINSKY

Und dann freut mich auch dein Lob für meine Arbeiten – ich finde auch, ich habe etwas verstanden in den Linien (u. auch in Farbe)

Bei mir ist es viel od. fast immer ein Mitgehen der Linien – Paralelle – Harmonie – bei dir ist das Gegenteil, die Linien hauen sich u. schneiden sich bei dir. Diese heutige Landschaft von mir ist in der Art, wie auch Jawl. sie gemalt hat (vielleicht nur früher jetzt nicht mehr) aber es scheint mir nur bei Jawl ist es immer derber – gröber, – u. nackter Farbe u. Form (u. *vielleicht* überhaupt *stärker*). [...]

Sei gesund! Recht vorsichtig! Komm gut u. munter nach Odessa! Triff deine Leute alle gesund u. – mach' sie nur schneller ab! Damit ste mal endlich wiederkommst. Denk doch, wie nett es in München ist! Und unsre schöne Filla!

Und ich! Viele Grüße u. Wünsche für dich!

Deine Ella. «

MOSKAU, 26. 11. 1910
WASSILY KANDINSKY
AN GABRIELE MÜNTER

Schließlich mit Ksidas u. Tolja von Abrik's in der »Praga« gefüttert worden. Haben sehr geschlemmert u. »hinter die Halsbinde gegossen«: Wodka, Champus, Cognac. Endlich bei Abrik's Tee getrunken u. nett geschwätzt. [...]Es tut mir so sehr leid, wenn ich denke, wie du gelitten hast wegen dem Zahn u. deine Reue ist meine Reue, daß ich nicht telegraphiert habe: tu's nicht! – Nun denke ich, die Nachbarn retten die Sache und verdecken die Lücke, wie es auch bei mir der Fall war. Sonst kaufen wir uns ein Zähnchen. Ja? – Schluß für heute. Herzlichen Gruß, liebevollen Kuß, du Liebe.

Gruß an Anja, Daisy, Anna. Dein Was.

MÜNCHEN, 26. 11. 1910
GABRIELE MÜNTER AN
WASSILY KANDINSKY

Heute langweile ich mich nach Noten, Liebes. Zu gar nichts hab ich Lust u. weiß nicht was ich mit mir anfangen soll. Vielleicht werde ich doch zum Abendessen zu Fröhners gehen um mal unter nette Menschen zu kommen. Meinen Zahn kann ich immer noch nicht verschmerzen u. hoffe daß du mir was fröhliches sagst. [...]

Wirklich geh ich vielleicht nach her zu Fröhners – die anderen Bekannten sind mir alle zu wenig sympathisch u. zu fremd zum Besuchen. Wollte Besorgungen machen aber da man es auch aufschieben kann, schob ichs auf. [...] Ist das Absicht, daß du gerade eine Karte schreibst, wenn Du auch eine bekommen hast? Du weißt doch immer genug für einen Brief! [...] Ja zu erzählen weiß ich nichts Sei mir nicht böse, Lieb daß ich nicht lustig schreibe. Sei du dafür lustig u. gesund u. laß es dir gut gehen! Viele viele liebe Grüße! Deine Ella.

MOSKAU, 27. 11. 1910
WASSILY KANDINSKY
AN GABRIELE MÜNTER

Heute schließlich ganz allein auf der Dult gewesen (Larionoff hat Soldatentheater; Hartmann ist erkältet). Kalt war es ...! 12 unter 0 u. sehr windig dazu. So konnte ich nicht über 1 1/2 Stunden dort aushalten u. nur 2 Ikonen (1 dreiteilig u. brillant) für 4 R. zusammen gekauft. Es sind schöne Sachen da zu haben. Unter Bildern wenig gesucht u. nichts gefunden. [...] – Was machst du jetzt? Ist Anja bei dir? Wie lange ich fort bin! Wie lange war ich nicht in unserer Wohnung mit dir! Gell? – Vielleicht schreib ich noch abends ein paar Worte. Morgen muß ich gleich in der Früh wegen Paß laufen. Also auf Wiedersehen, Gutgeliebte.

MÜNCHEN, 28.11.1910
GABRIELE MÜNTER AN
WASSILY KANDINSKY

Ging gestern Ab. zu Lulus [Jawlensky und Werefkin]. Andre ist noch im Bett, jetzt hat er etwas an die Nieren – er wäre schrecklich brav u. geduldig, der kleine Kerl. Und Lulu lag im Bett auf der neuen Chaiselongue im Atelier. [...] Er ist wirklich zu bedauern mit seinen ewigen Krankheiten. Wollte mich heute wieder erkundigen gehen hatte aber so einen faulen Tag! [...] Er [Kanoldt] lud mich ein, zu morgen Abend um 8 – Erbslöhs u. Wittenstein kommen. [...] Bin ein bischen bange davor. (Gerade hab ich die neue Blouse u. das helle Kleid der Schneiderin wieder zum ändern geschickt).

MOSKAU, 29.11.1910
WASSILY KANDINSKY
AN GABRIELE MÜNTER

Wie kannst Du denken, daß ich an deinen Briefen gähnen kann! Es ist jedes Mal so eine Freude, alles genau zu erfahren, was du machst, denkst, ißt, wen du siehst u.s.w. u.s.w. [...] – Und wie ich mich freue, daß dir die Zeit lang wird ohne mir. Mir wird sie auch *sehr, sehr* lang. Ich möchte bei dir sein. Nun, in Odessa muß ich doch 3 Wochen bleiben, also in weniger als einem Monat bin ich wieder zu Hause. Wir müßen etwas Geduld faßen. Ich will auch freilich nicht zu kurz mit meinen Eltern bleiben. [...] – Gestern bekam ich eine feine Sache von Larionoff geschenkt. Nach der Ausstellung des »Walet« schickt er mir dieses Bild u. das von Gontscharowa. Sie waren beide sehr herzlich. Zum Schluß beim Abschied sagte er: »ich bin manchmal so grob! Nicht? Freunde bleiben wir aber doch. Gell? Und ... ich möchte Sie so gerne küßen zum Abschied.« Und wir haben uns sehr nett geküßt.

MÜNCHEN, 30.11.1910
GABRIELE MÜNTER AN
WASSILY KANDINSKY

Also gestern Abend bei Kanoldts kam ich ziemlich pünktlich u. war ziemlich lange zuerst da, da Erbs' [Erbslöhs] sich verspäteten. Es wurde geplaudert, gut ge[ge]ssen u. getrunken u. wieder geplaudert. Ich fühle mich unter den Leuten sehr fremd. Zu meinem Entsetzen lud mich Frau Erbslöh, als sie schon früh fort ging, zum nächsten Dienstag Abend ein u. ich traute mich nicht abzusagen. [...]

Also dann hab ich mir überlegt heute früh, daß ich mich nett bei Erbslöh entschuldige u. sage wir sollen das Einladen noch etwas hinaus schieben weil ich jetzt nicht in gesellschaftlicher Stimmung bin. [...] E's sind ja sehr nett, mir gefällt die Frau auch recht gut aber Gesellschaften will ich nicht anfangen – *besonders* ohne dich. Mit dir schon gern. [...]

Jetzt hast du wieder genaustens Bericht. Beantworte mir alles gut! Jetzt fang ich bald an, die Tage zu zählen, bis Du kommst. Viele viele Grüße mein ganz Liebes. Deine Ella.

Kandinsky trifft Ende November bei seiner Familie in Odessa ein.

ODESSA, 1.12.1910
WASSILY KANDINSKY
AN GABRIELE MÜNTER

Ich habe mich sehr gefreut, die Eltern zu sehen. Es ist doch ein besonderes Gefühl! [...] Ich kann nicht vor 3 Wochen fort, Liebe. Wenn ich dich auch im Bett finde, so werde ich schon geduldig u. nicht »beleidigt«. Oder soll ich mich verspäten? Wir wissen aber doch den Tag nicht sicher. Es wird schon sehr schade sein, wenn du leidend bist u. dich nicht freuen kannst, wo ich mich so sehr freuen werde, mit dir zu sein. [...] Nun, und zu deinen Gedanken, daß ich auf Kartenempfang auch nur Karte sende (»Zahn für Zahn!«) möchte ich dich etwas am Ohr ziehen. Aber wirklich! Wie kommst du auf solche Ideen? Natürlich ist es reiner Zufall, du, du! Also nochmals gute, gute Nacht. Ich möchte bei dir sein. [...]

Ich möchte auch, du wärst munter, lustig u. produktiv. Natürlich verstehe ich gut, daß unsere Arbeit direkt dazu da ist, damit wir uns die Laune verderben. Auch ich bin jetzt in einer fraglichen Stimmung, zerrüttelt durch moskowische Eindrücke. Ich laße einfach die Sachen in mir gähren: es kommt schon was 'raus. [...] Viele Grüße von Herzen, von Seele zu Seele, meine Ella. Sei doch munter u. gesund u. mutig! Immer Dein Was

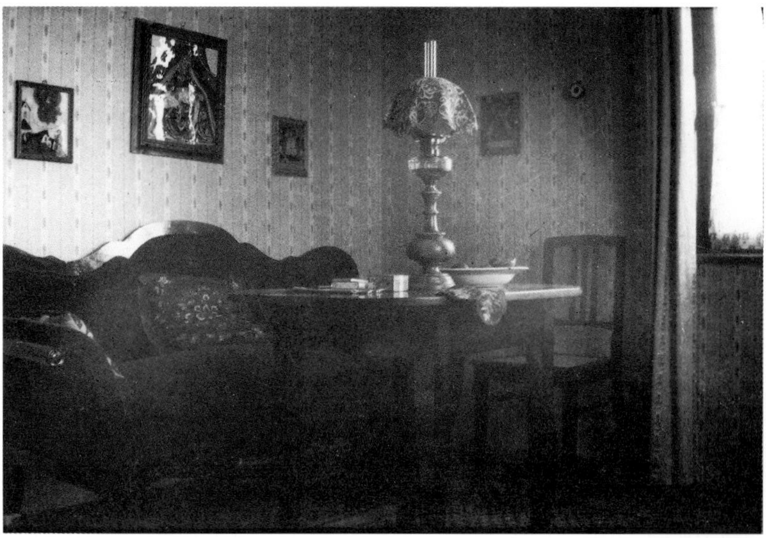

52 Sofaecke in Murnau, um 1910

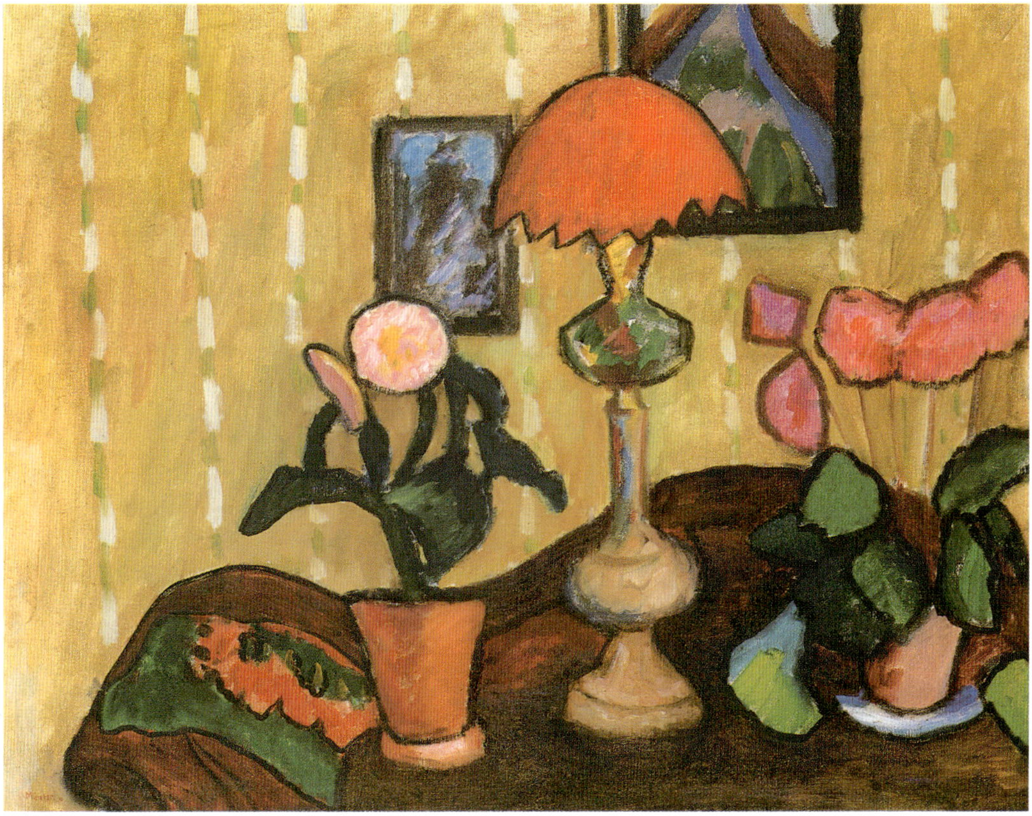

53 Gabriele Münter, Sofatisch in Murnau, 1910

ODESSA, 3.12.1910
WASSILY KANDINSKY
AN GABRIELE MÜNTER

Guten Tag, liebe, liebe Ella. Jetzt werden meine Briefe aber gleichklingender. […] Dejeuniert u. weiter geplaudert mit Mutter (Vater legt sich immer etwas hin). Dann Thee alle 3 getrunken, nach welchem ich u. Mutter zu Fuß gingen u. ich für Maschura 3 interessante historische Bücher kaufte u. für Lilja einen Aeroplan zum zusammensetzen. […] – In Moskau habe ich so arrangiert, daß keiner zur Bahn kam mich zu begleiten u. doch war eine interessante u. nette Dame da, die ich nie vorher gesehen u. die ich an ihrem großen Muff u. kleiner Statur erkennen mußte. (Sei doch bitte etwas eifersüchtig! Bitte!!). Wir fanden uns auch wirklich und es war die Frau Cury, Freundin von Frau Epstein. Eine ganze Stunde sprachen wir von der Kunst u. es tat mir sehr leid, daß ich sie nicht eher aufgesucht hatte. […] Und es ist wieder dasselbe, was mich so freute in der Vorahnung: die Form ist viel, aber nur als Mittel, und so ist sie zur selben Zeit nichts. Die Form kann tadellos, brillant sein und doch genau einen halben Pfennig werth, da sie leer ist. Also es lebe die Form und nieder mit der Form! Du persönlich brauchst nicht bange zu sein: du *mußt* was sagen, weil es dir gegeben ist. Lege nur dein Ohr an dein Herz und horche! Du solltest vielleicht mehr lesen. Lauter gute Sachen. Und innerlich zuhören, wie es klingt. Dann wird dich auch der einfachste banalste Satz inspirieren. Höre nur!: »es war ein warmer Sommertag u. die Wolken zogen langsam über die Spitzen der Bäume« ... Banal, wie ein M.N.N.-Roman [Münchner Neueste Nachrichten] u. klingt doch. Hörst du's? Und das klingt auch: ›ich möchte meinen Schnupfen loswerden‹. Das muß man ganz ruhig u. monoton vor sich hin sagen u. horchen. Die Welt klingt und ist nicht stumm. Das Ohr muß das fangen, was es braucht. Und dieses Brauchbare ist Schönheit und Wahrheit. Deswegen giebst's keine eine Schönheit u. keine eine Wahrheit. Sonders so viele, wie viel es Seelen giebt. Nur sind manche mystischverwandt miteinander u. klingen auf den ersten Blick. Ecco la filosofia del arte!

Ich küsse liebevoll deine lieben, lieben Hände und deine lieben, lieben Lippen. Sei brav, lerne warten, eile nicht u. schimpf mit dir nicht, wenn du etliche Tage auf dem Sofa verbringst. Was machen deine Zähne? Grüß herzlich Anja u. Daisy von mir. Schönen Gruß an Anna.

Dein Was.

MÜNCHEN, 4.12.1910
GABRIELE MÜNTER AN
WASSILY KANDINSKY

Gestern hab ich Nachmittag kurz spaziert u. 2 Notizen gemacht u. wollte Stadt gehen, war aber so schläfrig daß ich sitzend mit hochgezogenen Füßen auf dem Sofa ein schlief. Ich will jetzt immer schlafen u. jedenfalls nichts ernstes tun. Stehe spät auf. Du würdest schimpfen, wenn Du sähest, wie faul ich bin. [...] Anjas letzte Worte am Freitag waren »und Sie werden doch zu Erbslöhs gehen!« Aber Einladung ohne dich mag ich nicht. [...] Ja die andern Sonntage kam immer Besuch. Nun aber andres Bild! Viele Grüße u. gute Wünsche. Deine Ella.

In diesem Brief berichtet Münter ausführlich von einem zweiten Konzertabend, auf dem sie sich ebenfalls von Werefkin gekränkt fühlte. Am Schluß kritisiert sie unvermittelt Kandinskys Aussprache des russischen ›l‹, die ihr bei ihren Bemühungen, russisch zu lernen, Schwierigkeiten bereite.

Also kannst Du dann bis zum 20ten hier sein? Wenn Du zu Weihnachten nicht kämest tät ich verreisen – dann kannst du in eine leere Wohnung kommen. Du mußt möglichst bald kommen – nicht hinaus schieben u. dein Versprechen halten, rücksichtsvoll zu sein nacha is' mir gleich. [...] Aber du mußt l lernen für mich – ich mag kein ii für l (y für l) dein falsches l ist mir auch viel schwerer – so wie Loulou kann ich auch l – wenigstens klingt es ebenso u. das ist doch deutlich.

MÜNCHEN, 5.12.1910
GABRIELE MÜNTER AN
WASSILY KANDINSKY

Gestern mußte ich Mutter ausführlich über unsere Murnauer »Besitzung« erzählen. Vater wollte auch über alle Änderungen hören, die wir gemacht haben. Wenn du brav bist, gehen wir gleich Anfang Januar für mehrere Tage hin und stellen uns wieder auf Skis, wenn es Schnee gibt. [...]

Ich möchte einen Brief von dir haben, aber jetzt! Was machst du jetzt da? So weit? 11 Uhr hast du und bist vielleicht erst bei Frühstück od. gar im Bett?

ODESSA, 7.12.1910
WASSILY KANDINSKY
AN GABRIELE MÜNTER

Mein lieber, lieber Was – hätte dir gleich gern weiter geschrieben gestern nach meinem Brief weil es mir schien daß ich dir auf deinen lieben guten Brief nicht nett geantwortet habe. War aber nachher doch zu müde – nach Kopfwaschen blieb ich noch bis spät auf – das tu ich oft u. tat noch was, weiß nicht mehr was. [...] Möchte auch für uns circa ein Dtz. Bücher kaufen – Gerade zur selben Zeit sagen wir, daß ich mehr lesen muß – ein sehen tu ich das schon lange! [...] – Aber was ich jetzt lese ist nicht Kunst (Roman) sondern mehr Philosophie und Geschichtlich. – Von allem brauche ich. Was meinen inneren Gehalt betrifft, so habe ich ja schon gesagt, daß du mich überschätzt.

MÜNCHEN, 6.12.1910
GABRIELE MÜNTER AN
WASSILY KANDINSKY

Er wehrt sich gegen den Brief Münters vom 5.12., in dem sie ihm u.a. eine falsche Aussprache des russischen ›l‹ vorwirft.

Eben heim gekommen u. deinen Brief gelesen. Heute gegen Abend bin ich schlechter Laune geworden u. schon 2 x mit Vater nicht nett gewesen, was mir sehr leid tut. Nun, jetzt kriegst du deinen Teil. Wenn du an mir lauter Sachen findest, die falsch sind, u. immer was auszusetzen hast, so möchte ich wißen, warum du mich überhaupt gern hast. Jetzt muß ich lernen das l aussprechen, wie es Lulu [Jawlensky] tut. Dafür besten Dank, erlaub mir aber sei so gut mein l zu behalten. Ich gebe gerne in vielen Kleinigkeiten nach, meine Aussprache aber zu ändern

ODESSA, 8.12.1910
WASSILY KANDINSKY
AN GABRIELE MÜNTER

wäre mir auch zu schnell: sie ist nämlich gut. Manche finden sogar das l besonders hübsch. Wenn es aber auch nicht hübsch ist, so ist es auch nicht so häßlich, daß ich es plötzlich verlernen muß. Ecco!

Dann N 2. Natürlich möchte ich dich nicht im Bett finden, sondern gesund. Es tut mir aber leid, daß du in einem solchen Ton von meiner Rückkehr sprichst. Am 6/19 ist Koljas Namenstag u. es wird vielleicht nicht schön, wenn ich 2 Tage vorher abreise. Darüber werde ich mit m. Mutter sprechen. Wenn es sie kränkt, so bleibe ich bis zum 7/20 u. bin in München d. 22 abends. Du hast mir selbst vorgeschlagen, ev. nach Weihnachten u. zum Sylvester zu kommen. Jetzt schreibst du, wenn ich es tue, so finde ich leere Wohnung. Du weißt, daß ich schon lange Sehnsucht nach dir habe u. sehr lange Weile. Dir wurde nun die letzten Tage die Zeit zu lange u. da drohst du mir. Ich muß mich überhaupt oft stark wundern, was ich mir alles von dir gefallen laße! Alle Leute, die mich wirklich gern haben, zeigen mir stets so viel Liebe, Aufmerksamkeit, Zärtlichkeit u. verwöhnen mich so unendlich (u. verwöhnten mich mein ganzes Leben), daß deine Art besonders die erste Zeit für mich sehr schwer zu vertragen war u. wie Hiebe u. Schläge auf mich wirkte. [...] Vergiß nicht, daß ich das war, ein Mensch, der von der Kindheit an von allen verwöhnt u. vergöttert war (das Wort darf ich hier brauchen). Diese Zeit jetzt in Moskau hat mich wieder in diese alte Athmosphäre gebracht. Jetzt bin ich aber so weit, daß ich mich schäme, diese unverdiente Liebe (dieses Wort darf ich auch brauchen) zu sehen, die eine Ungerechtigkeit ist, die mir weh tut. So weit bin ich. Vielleicht u. hoffentlich werde ich noch viel weiter kommen. Und das ist vielleicht deine Mission. Du weißt, daß ich in München nicht verwöhnt werde, nicht geschätzt (zu alten Zeiten hätte mich das letztere wirklich toll u. wahnsinnig gemacht), daß es mir deswegen dort schwer ist (da ich eben noch nicht weit bin). Warum willst du mir auch mein Heim verbittern? Nun, vielleicht ist das nötig. Ich meine, es wäre für's erste genug, wenn ich meinen Stolz ganz unterkriegen würde u. mich damit zufrieden geben würde, daß du mich viel weniger, als ich dich liebe, liebst. Oder soll ich da auch noch diese »kleinen« Hiebe mit in Kauf nehmen? Es ist mir jetzt sehr schwer zu Mute u. die Nacht macht mich bange. Sie erschrickt mich wie diese früheren Nächte, wo du schliefst u. ich lange Stunden mich im Bett rumwälzte u. von dir zurückgestoßen wurde, als ich zu dir kam aus Verzweiflung. – Eben dachte ich,

ich zerreiße lieber diesen Brief, da er dir weh tun wird u. doch nichts helfen kann. Es wäre aber unaufrichtig dir gegenüber u. der Brief soll geschickt werden. [...]

Alle könnten mir den Buckel runterrutschen. Ich möchte einsam leben und die Lebenswidrigkeiten von mir stoßen. Schön! Ich weiß, es ist Kleinmut. Ich weiß es ja. Ich bin aber müde, müde »großmütig« zu sein. Ich bin überhaupt für vieles müde. Ich möchte nur für Kunst leben können. Ach! »Bäume« ausreißen!! Ich möchte Bäume ausreißen. Ich möchte nur nicht Unkraut ausreißen müßen.

MÜNCHEN, 8.12.1910
GABRIELE MÜNTER AN
WASSILY KANDINSKY

Heute u. gestern Nacht starker Nebel. Heute Vormittag 3 Notizen gemacht. Nachmittag alle gemalt – eins doppelt. also 4. Ich fange wieder an was zu »spüren« – (eine Fährte zu riechen). [...]

So, aber anders, ist das eine von heute.

ODESSA, 9.12.1910
WASSILY KANDINSKY
AN GABRIELE MÜNTER

Nur ein paar Worte, meine liebe, liebe, arme, gute Ella. Sei mir nicht böse für den dicken Brief. Es war mir so schwer, so traurig u. schlecht zu Mute. Wenn ich auch wegen dir so intensiv leiden kann, so zeigt es nur, wie mich alles nahe angeht, was von dir kommt. Ich möchte, immer heiterer Himmel wäre über uns. Da es aber nicht gehen kann, so wollen wir doch nach Gewitter die Sonne um so lieber, klarer genießen. Willst Du? [...]

Also viele, viele, viele liebste Grüße und liebevollen Kuß. Also 22ten sind wir wieder zusammen. Wenn du liegst, so erzähle ich dir von Rußland u. die Zeit wird kurz.

Immer dein Was.«

Sie reagiert auf Kandinskys anklagenden Brief vom 8. 12. vergleichsweise gelassen, wenn man an ihre Aufregung denkt, die Vorwürfe wegen der mangelnden Post zu Anfang der Reise zurückzunehmen. Sie hatte aber, wie aus ihrem Brief hervorgeht, am selben Tag bereits den folgenden versöhnlichen Brief von Kandinsky ebenfalls erhalten.

MÜNCHEN, 12.12.1910
GABRIELE MÜNTER AN
WASSILY KANDINSKY

Du armes, warst so schlechter Laune u. hast es mir übel genommen wegen dem l. Das hast Du nicht so verstanden, wie ichs meinte, oder ich habe mich nicht deutlich ausgedrückt. Gewiß glaub' ich, daß du gut russisch sprichst u. daß es schön klingt, weiß ich auch – für dich ist deine Art l auch sicher gerade gut aber zum lernen für mich *viel schwerer,* wie das andre. Wir sprechen darüber mündlich, gelt? Du mußt nicht empfindlich sein!

Du weißt ja, daß ich den Fehler habe mich oft so auszudrücken, daß es unliebenswürdig aussieht u. es ist doch garnicht so gemeint. Es fehlt mir entschieden an Form. Ziemlich in jeder Beziehung. [...]

Ich bin sehr froh daß ich noch den guten Brief heute auch bekam u. weiß, daß es dir den nächsten Tag schon besser war. Und es war auch gut, daß du mir deine böse Stimmung nicht verschwiegen hast. Viele viele innigste gute Grüße, mein Einziges.

Immer deine Ella.

ODESSA, 12.12.1910
WASSILY KANDINSKY
AN GABRIELE MÜNTER

Deine Skizze gefällt mir wieder *sehr.* Wahrscheinlich ist die Sache im Bild feiner gezeichnet – ich meine ebenso primitiv, aber klingender? [...] – Es tut mir jetzt sehr, sehr leid, daß ich dir so grob geschrieben habe.

Nun, viele liebste Grüße und Küße, meine Ella. Bleib gesund, guter, tätiger Laune.

Herzlich dein Was.

MÜNCHEN,
12./13.12.1910
GABRIELE MÜNTER AN
WASSILY KANDINSKY

Habe dir heute Vormittag geschr. u. auf Hauptpost eingesteckt. Es fehlt mir etwas (du) und ich habe Verlangen, mich mit dir zu beschäftigen, so schreib ich gleich wieder. Es ist halb 7. Ich bin auch ziemlich oft verstimmt. Das ganze Leben u. gerade vielleicht die Hauptsache ist nicht so, wie es sein sollte od. wie

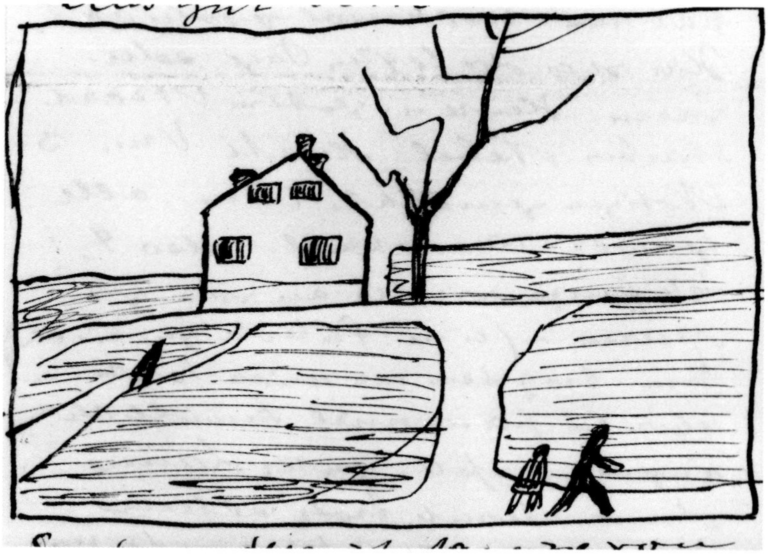

54 Gabriele Münter, Grünes Häuschen, 8.12.1910, Briefzeichnung

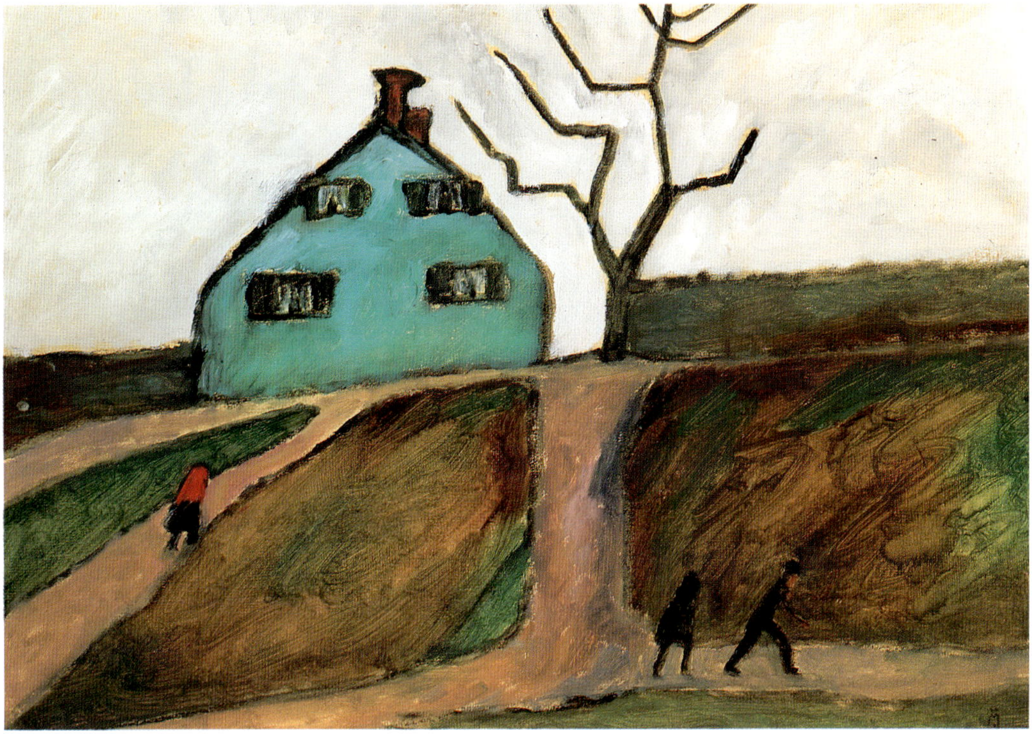

55 Gabriele Münter, Grünes Häuschen, 1910

wenigstens wir wünschen. Der Witz bei der Sache ist der, daß es einem gelingt, die hellen warmen Seiten der Dinge zu sehen und zu fühlen. Es scheint, wenn ich allein bin, wirkt das Trübe noch viel nachhaltiger u. zum freuen hab' ich dann vielleicht noch weniger Talent wie je. Wenn Du wieder da bist wird das Leben ein ganz andres Tempo gehen u. wir werden einander helfen. [...]

Nachmittag 2 x eine Notiz aus dem engl. Garten gemalt von gestern – nix. – u. dann sitzend auf dem Sofa wieder eingeschlafen – langweilige Gesellschaft – nachher noch Thee u. gemalt – die Kartoffelernte die ich in Uffing notierte – nicht gut – ev. zum verwenden – u. dann ein Stilleben – Murnauer Tisch mit hoher Lampe, Blumen u. Äpfel gut aufgezeichnet – wills morgen auch gut malen. [...]

Nachmittag wollte ich lesen – die Philosophie des Feministen Lessing – ein neues Buch »Weib, Frau, Dame« aber der Grammophon ging drüben bei offenem Fenster – da hab' ich genäht und gebügelt. [...] – So viel Zeit vergeht immer mit verschiedenen dummen Kleinigkeiten – man weiß nicht woher sie kommen. Ich muß dir erzählen – es ist immer ziemlich ordentlich bei mir. Habe mir mal Zeit dazu genommen. An deinem Tisch, den ich einmal anfing will ich auch ein bischen noch machen.

ODESSA, 13.12.1910
WASSILY KANDINSKY
AN GABRIELE MÜNTER

Wie ich dir schon geschrieben habe, komme ich am 22. Ab., da ich hoffe in Wien den München Zug zu erreichen. [...] Ist es möglich, daß ich bald wieder mit dir sein werde? Denk nur die lange, lange Zeit, die wir getrennt waren! Und jetzt geht sie bald zu Ende. [...] Ich schreibe an dich wahrscheinlich nur noch 5 x und dann geht statt der Feder bald die Zunge. Gr. Gott, wie viel zu berichten, zu erzählen ist. Hoffentlich wird meine Zunge nicht wund. Dir u. Anja erzähle ich ja zu gern. Aber auch alle die anderen!

Nun, bleib gesund, mutig, energisch, fein, wie du immer warst. Mutter u. Vater laßen dich schön grüßen. Vater lobt dich *sehr* für's ofte Schreiben: »nun, brav, brav ist sie, so was mag ich.« Zärtlichen, guten Kuß von mir, deinem Was.

14.12.1910
GABRIELE MÜNTER AN
WASSILY KANDINSKY

Habe heute garnichts von dir bekommen – was ist das? Zu erzählen hab' ich auch nichts. Bin faul – wollte was malen – merkte aber, daß ich keinen rechten Glauben habe u. ließ es stehen nach dem Zeichnen. War gestern bei Anja gegen Abend – wollte nur paar Minuten bleiben u. noch ein paar Sachen in der Nachbarschaft besorgen – sie machte gerade Thee u. lud mich ein u. ich blieb bis nach 8. Ganze Zeit geschwatzt – hauptsächlich ich habe alles erzählt.

ODESSA, 15.12.1910
WASSILY KANDINSKY
AN GABRIELE MÜNTER

Gestern war ich bei Sevastopols (ich allein einfach, sonst alle Gehrock u. Smoking!), wo ich alte Bekannte traf [...]. Es war ganz nett u. die Leute [...] sind lebhaft, denkend, fühlend und hören gerne zu Sachen, an die sie nicht gewöhnt sind. Wir (viel – ich) sprachen von Kunst, Religion, Moral etc. Es sind lebende Menschen. Heute Vormittag war ich bei Frau v. Wagner – Turnstunde – 12 Kinder, wo auch Frau Sevast. war. Dinieren tun wir *alle* heute bei Kosch's. [...] – Also heute in 8 Tagen werde ich im Zug sitzen u. fieberhaft auf den Abend warten. Und dann steige ich aus u. sehe dich! Wenn du nur wüßtest, wie ich mich darauf freue u. diese glückliche Stunde erwarte. Und dann sitzen wir in der Droschke, deine Händchen in meinen Händen, u. fahren Ainmillerstr. [...]. Wir beide sind von Burljki für nächste Jahr zu ihnen auf's Land eingeladen. Sie sind *sehr* sympathisch. Groß, stark u. so nett zärtlich zu einander u. jeder schätzt den anderen mehr, als sich selbst. 1000 liebste Küsse, meine einzige, feine Ella.

Dein Was.

MÜNCHEN, 15.12.1910
GABRIELE MÜNTER AN
WASSILY KANDINSKY

»Schnäll will ich dir noch was aufschreiben – muß gleich gehen zum Vortrag, da ich noch kein Billet habe. [...] Zu Abend aß ich so viel von dem guten Caviar, daß ich nachher Kopfweh hatte u. zu nichts rechtem mehr fähig war. Heute spät auf, vor 12 Frühstück (ohne Caviar nach der gestrigen Erfahrung) u. konnte mich wieder zu nichts entschließen. Dann kittete ich sehr schön ein altes Mosaikbröschchen u. dann fuhr ich zu Tietz – Habe dort ein Pastetchen u. 2 Tassen Bouillon genommen u. dann dort u. bei Oberpollinger einige kl. Einkäufe gemacht u. Ideen für Weihnachten gesucht [...]. Nach Thee 5 Min. Ruhe – dann Klingel – Bechtejeff – wir haben uns ganz nett unterhalten ziemlich lange er bekam zu rauchen u. eben noch Caviar u. ist gegangen und jetzt muß ich auch gehen. [...]

Ja, wie wird es nun? Wann kommst Du? Dispensiert dich dein Bruder vom Namenstag?

Heute ist wirklich garkein Brief von dir gekommen. Auch Abends nicht. Also hoffentl. morgen früh. Dies mußt Du wohl Montag bekommen?

ODESSA, 16.12.1910
WASSILY KANDINSKY
AN GABRIELE MÜNTER

Gestern bei Mutter mit ihr über Kolja gesprochen, dann kamen allmählich Gäste zum Diner: [...] Ich habe 2 Sachen erreicht: 1) Mietze zum Singen gebracht, was meine Mutter Zauberkunst nannte, da M. schon 2 Jahre nicht mehr gesungen hat u. 2) gegen mich Herrn Sev. gestimmt: ich meine, er denkt, ich habe schlechten Einfluß auf seine Frau mit unseren ewigen Kunstreden – sein geheimer Wunsch ist, sie wäre lieber eine Mutter u. Hausfrau. Sich an Frau Sev. wendend, sang die M. auch ein deutsches Liedchen mit Moral: der Spatz hat das Vergnügen, die Spätzin hat die Pfli-i-i-ichten. – Mahlzeit! [...]

Ich kann mir kaum vorstellen, daß heute in 8 Tagen fühle ich mich wieder als ein alter Münchner. Ich bin neugierig, wann sich die ruß. Eindrücke legen u. ob sie sich gut in m. Kunst abspiegeln. Eigentlich ist Moskau immer der Grundstein, das Leitmotiv m. Kunst gewesen: der u. die Gegensätze, das Verschobene, der Mischmasch hat doch diesen Ursprung. Vielleicht wird aber alles das jetzt noch mehr reifen. Wenn es so käme! – Denk dir nur: ich schreibe dir nur noch 2 x u. dann statt Feder

– Lippen, die auch ein anderes schöneres Recht wiederfinden werden. Jetzt küsse ich dich nur in Gedanken, aber ebenso liebevoll u. vom Herzen, meine immer ware, meine liebe, liebe Ella.

Dein Was.

ODESSA, 17.12.1910
WASSILY KANDINSKY
AN GABRIELE MÜNTER

Gestern deine N. 56 v. 12 und 13 erhalten. Vielen Dank für diesen langen, lieben Brief besonders. Ich möchte, du wärst seltener solcher trüben Laune. Du tust mir so leid, wenn sie dich drückt. [...]

Also viele liebste, liebste Grüße und Küße an meine liebste, liebste Ella. In 5 Tagen sind wir zusammen. Ist doch fein? Gelt? Ich warte *sehr* darauf.

Dein Was.

[Nachsatz: alles deute darauf hin, daß die Scheidung im nächsten März erledigt sei.]

Münter hatte Kandinsky in ihren letzten Briefen u. a. immer wieder ausführlich über ihr Zahnleiden geschrieben, er ging mehrfach in seinen Antworten darauf ein.

MÜNCHEN, 17.12.1910
GABRIELE MÜNTER AN
WASSILY KANDINSKY

Habe gar keine Lust ins Bett zu gehen – u. morgen früh keine zum Aufstehen! Du hoffst: daß v. Bracht [der Zahnarzt] »mich gut versteht« – o nein – er versteht mich nicht! od. mit anderen Worten – ich bin ihm so unsympathisch, wie fast allen Leuten. Einfachheit wird schwer vertragen, u. ich bin doch freundlich und wohlwollend – aber auch in Geschäften scheint es mir, daß ich Antipathie erwecke – Einbildung? [der Rest des Briefes ist nicht erhalten]

ODESSA, 18.12.1910
WASSILY KANDINSKY
AN GABRIELE MÜNTER

Heute der letzte u. leider wieder kurze Brief. [...] Heute Vormittag Mutter abgeholt (Bahnkarte gekauft) und mit ihr Friedhof gewesen. Von da zu uns zum Diner (um 1/2 2 ausnahmsweise, da Ksidas heute kommen und es wird gegen 8 bei Mutter soupiert). [...] – Wenn ich nur den Zug in Wien kriege! Nun, Liebchen klares, Liebchen teures und viel, viel Geliebtes, auf mündliches Wiedersehen! Ich küsse zum letzten Mal brieflich deine Hände u. Lippen die lieben

Dein Was.

Dies sind die letzten beiden Briefe von Münter und Kandinsky aus dem Jahr 1910.

Bei Kandinskys Rückkunft, die sie so herbeigewünscht hatte, war Gabriele Münter unpäßlich und vorübergehend ans Haus gefesselt. Eine Postkarte vom 23. 12. 1910 von Anja Kandinsky ist erhalten:

Liebes Fräulein Münter, ich werde mich sehr freuen, wenn Sie morgen abends zu mir mit K. kommen. Von 9 Uhr ab werde ich zu Hause sein. Wie schade, dass Sie so einen starken Schnupfen bekommen haben; man kann sich nur mit dem Gedanken trösten, dass es nur Schnupfen und nichts ernsteres ist. Mit herzlichen Grüssen

Ihre A. Kandinsky

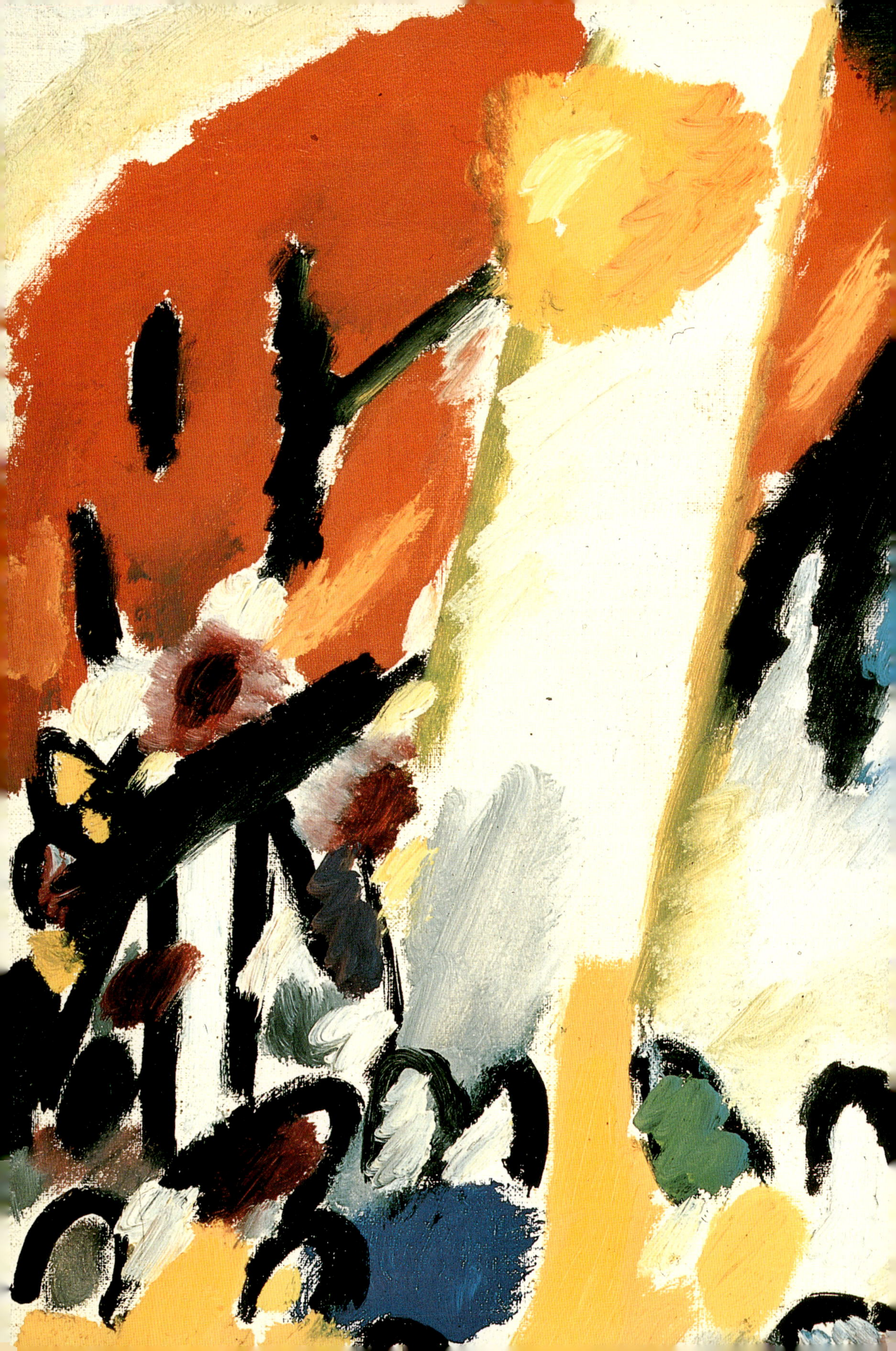

ZWISCHEN MURNAU, BERLIN UND BONN 1911

Ende Juni 1911 fährt Münter den Sommer über auf Verwandtenbesuch, zunächst für vier Wochen zu ihrer Schwester Emmy und ihrem Schwager Georg Schroeter nach Berlin, danach zu Verwandten nach Herford und Anfang August schließlich zu ihrem Bruder Carl und ihrer Schwägerin Mary nach Bonn. Von dort unternimmt sie für einige Tage eine Fahrt zu den neuen rheinischen Museen und trifft verschiedene Museumsleute. In Bonn lernt sie bei ihrem Bruder Carl August Macke kennen. Kandinsky verbringt die heißen Sommermonate fast ununterbrochen in Murnau und widmet sich intensiv der Gartenarbeit. Mehrmals trifft er mit Franz und Maria Marc in Sindelsdorf oder Murnau zusammen.

MÜNCHEN, 26.6.1911
WASSILY KANDINSKY
AN GABRIELE MÜNTER

Jetzt sitzt du im Zug, mein liebes, armes Ellchen. Ich denke oft an dich und wünsche, daß die Reise dir gefällt u. Freude macht. Zu berichten habe ich natürlich nichts. Ich möchte nur, daß du bald nach deiner Ankunft von mir einen Gruß bekommst. Ich wünsche von ganzem Herzen (die Worte sind immer so dumm und kraftlos), daß du dich gut fühlst in jedem Sinne, daß du dich von mir erholst und gute lustige freie Laune hast und genießt. Es schmerzt mir das Herz (wenn ich auch manchmal es unterdrücken kann), daß ich dir das Leben so unschön mache. Was hilft es, wenn ich dir und mir selbst sage: ich kann nicht anders? Ich habe vor Jahren ernst daran gedacht, nach Sibirien zu gehen u. die Menschen, die ich liebe, von mir zu befreien. Es wäre doch am besten, wenn mich diese Menschen verlaßen würden und ich wäre allein und unschädlich. [...]

Ich mache eifrig meine Holzschnitte u. gehe vielleicht abends etwas aus. Das Wetter gut.

Also nimm meine Wünsche tief in's Herz, saug' sie ein – dann helfen sie. Ich freue mich so, daß du mir telegraphierst.

Schönen Gruß an Schroeters und dir viele herzliche von deinem K.

BERLIN, 28.6.1911
GABRIELE MÜNTER AN
WASSILY KANDINSKY

Guten Morgen, mein Liebes – will dir schnell schreiben. [...] werde nach Murnau adreßieren u. Karte nach München schikken damit du sicher was bekommst. [...] Nun danke dir vielmals

◁ Detail aus Abb. 56

für deinen lieben Brief – habe mich sehr gefreut, schon gestern was von dir zu bekommen. Aber leider ist es so verkehrt was du schreibst. Wie kannst du wünschen, dich von deinen Leuten u. mir zurück zu ziehen – wie kannst du denken – damit etwas gutes zu thun. Wie kannst Du denken, mich von dir befreien zu wollen – du weißt doch, daß mein Leben ohne dich leer wäre. Natürlich wäre es mir lieber u. angenehmer, wenn du Alles etwas einfacher nehmen könntest. Mein Wunsch ist, daß es dir leichter wäre. Aber von Sibirien u. die Deinen befreien zu sprechen ist doch geradezu nicht vernünftig. Was sagst Du denn! mein Leben ist doch nicht unschön! [...] Wenn dich alle die die du hast jetzt verließen – so wären bald andre an ihrer Stelle – Du kannst doch nicht anders, als Herzen fangen – das weißt du auch. Die Klugen u. die Naiven gehören dir – nur die Dummen u. Verdorbenen können dich nicht erkennen. Also sei zufrieden, das Böse was ich von dir habe ist garnichts – du wiegst es 1000fach durch Gutes auf.

MÜNCHEN, 28.6.1911
WASSILY KANDINSKY
AN GABRIELE MÜNTER

Nun morgen nach Murnau, von da wird ein besserer Brief losgelassen. [...] Freue mich sehr, daß du so gut u. leicht die Reise gemacht hast. Glaube aber doch noch nicht recht, daß du in B. bist. Hoffentlich fühlst du da dich *sehr* gut. Ich fantasiere dies u. jenes – was du tust u. wie es geht. [...] Ich habe schon den einen Holzschnitt fertig – Probedruck gut. Heute den 2ten (mit Engeltrompete) angefangen. – Gestern ist eine größere Blechdose von Murnau mit Beeren angekomen – die Hälfte Riesen, aber leider ziemlich alles gedrückt. Aus dem Beschädigten heute Compot gegessen. Fanny hat einen Eimer Stachelbeeren eingeweckt u. ist sehr besorgt, ob es dir so recht sein wird. Ich finde – gut. Noch heute werden Weichsel bearbeitet. [...] Sei *sehr* vergnügt u. zufrieden u. gesund – fest! Viele viele herzl. Grüße von deinem dummen Was.

BERLIN, 30.6.1911
GABRIELE MÜNTER AN
WASSILY KANDINSKY

Je weniger man tut, desto fauler wird man. Heute ist Geburtstag. [...] Es regnet – Will schon immer mal Köhler telefonieren. Thue garnichts komme zu nichts – waren gestern bei Wertheim. Berlin ist unsympathisch – zu groß! Aber sonst gefällt es mir sehr gut. Heute Abend ist kl. Gesellschaft. Ob du richtig nach Mu[rnau] gefahren bist? Wie geht es dem Garten?

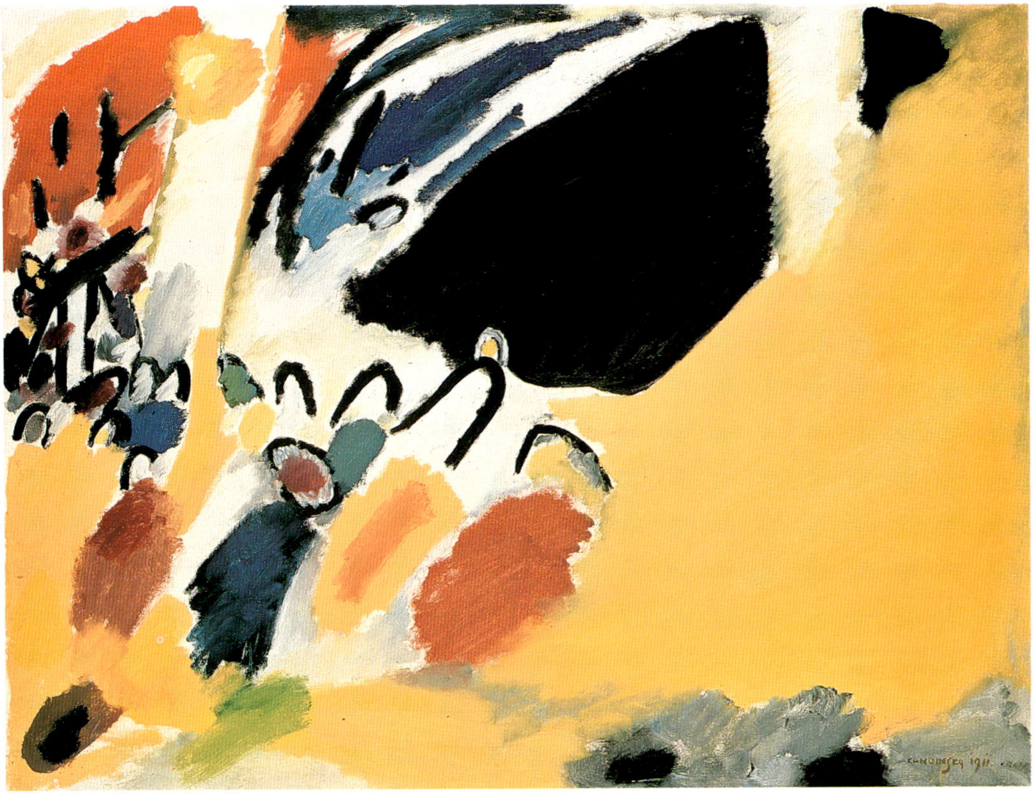

56 Wassily Kandinsky, Impression III (Konzert), 1911

MURNAU, 30.6./
1.7.1911
WASSILY KANDINSKY
AN GABRIELE MÜNTER

Also heute um 4 mit großem Gepäck (Dienstmann Löbl) eingelaufen. Es war *sehr heiß*, stand sogar Murnau nicht. Sofort in den Garten gegangen u. einige Erdbeeren gegessen. Dann Tee getrunken u. nackte Knie gemacht – es war eine Pracht. Dann wieder in den Garten. Und so sieht es da aus. *Keine* Beere ist gestohlen worden (d.h. auch keine Johannisbeeren etc.) Die Erdbeeren sind wie mit dicken Flecken Blut besprengt. Die heutige dickste ist so Fein? Es leuchtet direkt aus dem Beete – schon von weitem, es sind sicher hunderte da. Famos sind auch die Kleinen, die wir für Wald- hielten (bezw. entartete: sie sind so und ganz *dunkel*rot. In dieser Branche haben wir wirklich Glück. Stachelb. schwach – klein und nur ganz wenig. Johannisb. viel u. gut. Him. erst im Anfang der Bildung, aber nicht so wenig, wie wir dachten: ein paar Pf. kommen schon 'raus. [...] Kartof. sehr gut u. groß geworden (20-25 cm). Gurken – 3tes Blatt, gesund. Die neue Saat daneben (vergessen, was es ist) *fein* aufgegangen. [...] (Die gezeichnete Erdbeere ist die, die wir schon groß, aber noch ganz grün sahen: oben rechts vom Haus gesehen). Das Gras wieder hoch. [...] Dann ging ich zu Frau Streidl (Gruß!) u. Abendessen kaufen. Den Garten gegossen. Um 8 gegessen. [...] Etwas in der Kottmüllerallee spaziert (sehr warm gewesen), beinahe vollkommen alles weggemäht. Und um 1/2 9 an deinen Brief gegangen. Jetzt donnert es! Möchte Nachts kein Gewitter haben. Gehe bald zu Bett. [...]

Gute Nacht, liebe, liebe Ella. Oft denke ich, was du wol machst. Sei nur gesund u. vergnügt u. vielleicht etwas fleissig.

Dein W.

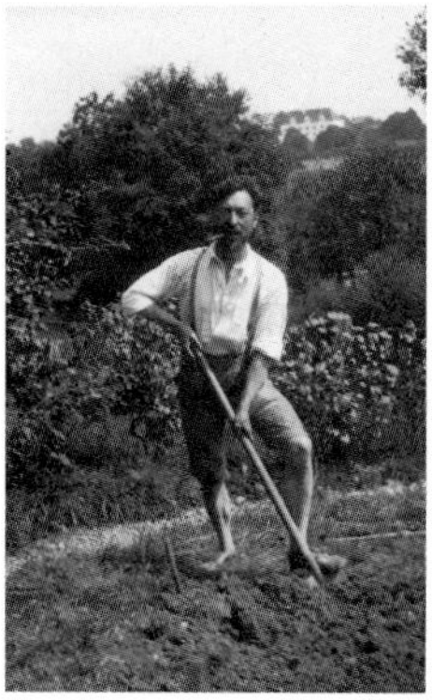

57 Kandinsky beim Umgraben im Garten, um 1910/11

Samstag

Kl. Nachtrag. Erst nach 9 u. schon gefrühstückt, gewaschen, Zimmer gemacht u. Rundgang im Garten. [...] Ich habe von Mün. das Zwergpflänzchen (Kapuziner) in einer Blechdose mitgebracht. Es ist ihm gut die Reise bekommen u. die größere Knospe geht auf. Viele kleine sind auch noch da. Im kl. Nest (graues Vögelchen) ist niemand, leer ist es. Schwalben auch keine. Dafür machen die Staren Riesenradau. Mit neuen Beeten u. Säen warte ich auf Fanny. Heute mache ich den Holzschnitt u. esse wahrscheinlich in der Rose am See. [...] Dein Zimmer ist leer – wie sonderbar klingen leere Zimmer – erstarrt, fragend, verschweigend. Sie tun so als ob nichts passiert wäre, man sieht ihnen aber an, daß sie wissen. [...]

Viele innigsten Grüße, meine liebe Ella. Sei brav u. lustig!

Dein W.

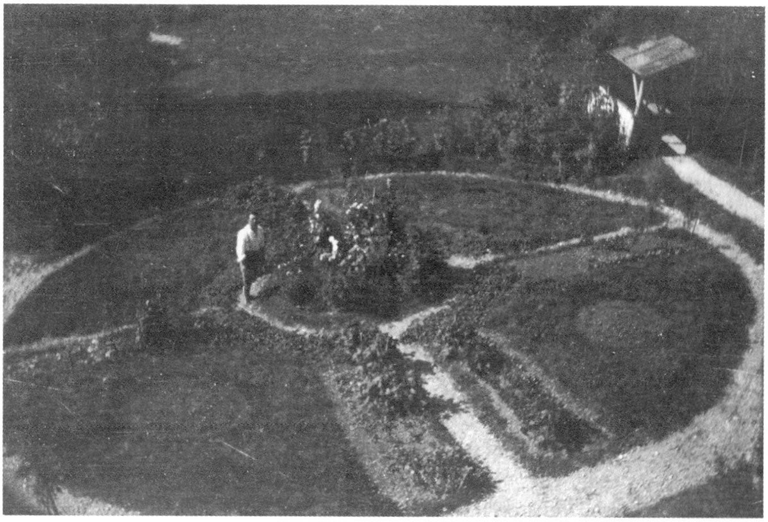

58 Kandinsky am runden Beet im Garten des Murnauer Hauses, um 1910/11

59 Blick vom ›Russenhaus‹ auf den Kirchhügel in Murnau nach Osten, um 1910/11

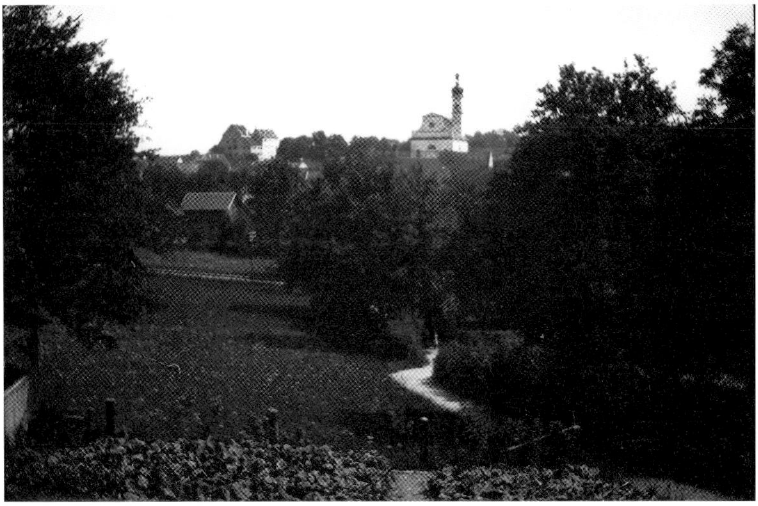

MURNAU, 2.7.1911
WASSILY KANDINSKY
AN GABRIELE MÜNTER

Kirschen werden wir doch vielleicht 20-30 Stück bekommen! [...] Nicht nur Radieschen sondern auch Rettig sehr gut. Auch am runden Beet alles in Ordnung, manches blüht (d. h. dieselbe Sorte, wie früher). Oben Schwertlilien (?) – beinahe abgeblüht. Schw. Johannisbeeren werde ich morgen ernten, damit F.[anny] gleich einmachen kann, wie sie es plante. Mohn mit dicken Knospen bis zum Gürtel hoch. [...] Heute viel Sonne (u. dann sehr heiß), der Wind von Bergen, also gutes W. nicht garantiert. Sonst habe ich gestern etwas im Garten gearbeitet und hauptsächlich meinen Holzschnitt gemacht (Jüngster Tag) mit viel Anstrengung und Überlegen. [...] Gehst du zu Köhler? [...] Vergiß nicht Kaiser-Friedrich-Museum! [...] Zwing' dich nicht zu Briefen: es ist mir genug, wenn ich weiß, daß es dir gut geht. Und sei etwas faul, wenn du dazu Lust hast. Zu solchen Zeiten kommt man manchmal innerlich vorwärts. [...] Es kommt immer mehr Sonne. Alle diese Ausstellungsgeschichten sind mir zu fad. Und Verein! Und alles! Ich möchte nur richtig arbeiten.

Dein W.

Tut mir so leid, daß du nicht pflücken u. vom Beet essen kannst.

BERLIN, 3.7.1911
GABRIELE MÜNTER AN
WASSILY KANDINSKY

Guten Tag mein Allerbestes, wie gehts? Bekam heute deinen l. Brief mit Gartenbeschreibung u. die Drucksachen. [...] Hie u. da hab ich ein kl. bischen Heimweh nach dir. Sonst geht es mir aber sehr gut. Schrecklich faul bin ich. Gestern Abend habe ich die [Verkehrs]Verbindungen gelernt und wollte heute Vormittag früh zur Nationalgalerie – dabei hab' ich mich verschlafen u. bin besonders spät aufgestanden. [...] Habe einige Einkäufe gemacht, um meine Eleganz zu heben. Ließ mich auch einmal frisieren u. habe dabei gelernt u. kann es wieder ein gutes Stück besser. Beschäftigung war meistens faulenzen und schwatzen. [...]

Neben den Gurken stehen Blumen, die uns Frau Streidl letzten Tag schickte, dann haben wir nur Radieschen od. Radies u. Salat gesät – man soll das von Zeit zu Zeit säen, damit man fortlaufend ernten kann. Also auch jetzt. Hast du schon was umgegraben? Aber tu es doch bitte nicht im Sonnenbrand. Wie merkwürdig, nur eine Bohne. [...] Wo sind denn die Schnacken und Schnaken hin? – Und mein graues Vögelchen? das ist aber schade! [...] – Viele viele liebe gute Grüße und Wünsche.

Schreib mir was du tust u. denkst! Deine Ella.

BERLIN, 5.7.1911
GABRIELE MÜNTER AN
WASSILY KANDINSKY

Gestern war ein bewegter Tag. Stand sehr früh auf, weil ich nicht mehr schlafen wollte. Sah [...] die Secession an. 2 1/2 Std. gute Arbeit, wenn nicht mehr. Kaum ein Bild verpaßt – d.h. alle *ordentlich* angesehen – du weiß ja wie ich gründlich sein kann u. langsam. Beim besten Willen konnte ich bei Corinth sowohl wie bei Slevogt nichts Gutes – künstlerisch besseres finden. Ein Stilleben (Blumen) u. das reproducierte von Picasso gefallen mir *sehr.* [...]

Nachmittags waren wir Stadt u. Emmy half mir ein dunkelblaues Jackenkleid kaufen, Jacke u. Rock. Morgen muß ich anprobieren gehen – bei Gerson! Und Montag war ich National Galerie.

MURNAU, 7.7.1911
WASSILY KANDINSKY
AN GABRIELE MÜNTER

Und gratuliere zum Kleid. Sehr fein, daß du endlich etwas anständigeres besitzen wirst. Wir sind beide schon etwas über Grenzen zerlumpt geworden. [...]

– Noch ein Pfund Erdbeeren geerntet. Die Rose am Haus blüht fein – der blühende Strauß, so ziemlich 20 Rosen, die ganz nebeneinander sitzen u. einen Strauß bilden. Auch verschiedene Blumen am rundem Beet blühen schon. [...] Wir haben noch Salat, Radis u. Spinat gesät. [...] Das Wetter ist prachtvoll, Himmel fast schwarzblau, hie u. da Wölkchen. Tagsüber ziemlich windig, was gut ist – sonst wäre es zu heiß. In der Sonne brennt es trotzdem. Taghelle Mondnächte. [...] Also jetzt an die Arbeit – Holzschneiden. Ich brenne schon vor Ungeduld. Sonst

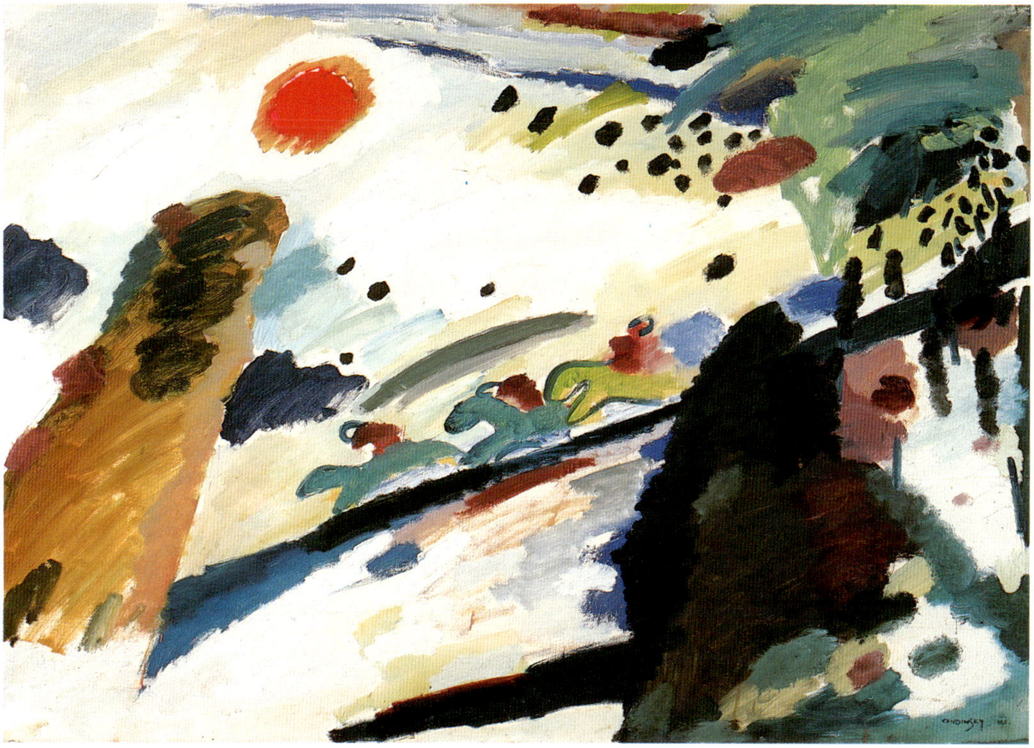

60 Wassily Kandinsky, Romantische Landschaft, 1911

tu ich nicht viel. – Briefe, Garten, Spazieren. Und Gedanken gehen vom u. wieder zum Holzschnitt. Viele, viele liebe Grüße. Sei gesund, kraftvoll u. munter.

Dein W.

BERLIN, 6.7.1911
GABRIELE MÜNTER AN
WASSILY KANDINSKY

Heute war es Sommer. warm. Wir waren weit in der ländlichen Vorstadt, wo es sehr schön ist u. haben die Gärtnerlehranstalt u. die gr. neue moderne Töchterschule besichtigt. Alles sehr fein. Gestern waren wir in einem famosen Cinema – es heißt hier sehr hübsch »Kientopp«.

MÜNCHEN,
10./11.7.1911
WASSILY KANDINSKY
AN GABRIELE MÜNTER

Jetzt sitze ich in Mch. [München] und warte auf die Märcer. [...] Gestern hatten wir 33° in der Sonne. *Alle* Zimmer (auch ›Atelier‹ nasser Bodenfleck fort!) vollkommen warm resp. heiß u. trocken geworden. Eßzimmer waren es 19°! Gestern haben wir die neugekauften Samen (mit dir bei Bergmann) gesät, zwei Pfund schwarze Johannisbeeren geerntet, 1 Pfund Erdbeeren, noch höher Draht für Erbsen gezogen, die alle blühen und üppig, Bohnenläuse mit Schmierseife mit gutem Erfolg bespritzt. [...]

Montag nach 9 Vm. Gestern wurde ich unterbrochen durch die Ankunft beider Märcer mit dem Kölner Museumsdirektor Dr. Hagelstange. [...] Dann zeigte ich ihm Deine Arbeiten u. H. interessierte sich *sehr*, notierte sich genau den Namen u. zeigte viel Geschmack u. Gefühl. Am allerbesten gefiel ihm das letzte große Stilleben (aus d. Schlafzimmer mit Staffelei u. die kl. Murnauer Landschaft aus unserem Garten mit Sonnenblume. *Sehr* gefiel ihm ich und Bossi beim transcendenten Gespräch, ich am Teetisch (mit Kuchen, bei Anja), dunkles Stilleben mit vielen Madonnen. Ich erzählte, daß du nach Bonn kommst und machte ganz geschickt so, daß du ihn ev. besuchst in Köln [...] Ich bin ziemlich sicher, daß er dir eine Collektion arrangiert: er ist ja auch im Kölner Kunstverein tätig. *Also besuch ihn bestimmt!* [...] Nütz' nur gut die Zeit in Bonn aus u. mach alle möglichen Bekanntschaften! Wirst du nicht dort etwas arbeiten? Oder keine Stimmung dazu dort möglich? Nun, jetzt muß ich etwas meine Gedanken auf Besorgungen lenken. Viele liebste herzlichste Grüße u. laß dir gut, sehr, sehr gut gehen.

Dein W.

BERLIN, 12.7.1910
GABRIELE MÜNTER AN
WASSILY KANDINSKY

Also bei Herrn Köhler war ich einen Vormittag er läßt dich grüßen. War recht nett. Hat sehr schöne Sachen in seiner Sammlung u. hat mir 3 schöne Photos geschenkt. Leider kam ich spät hin u. hatte nicht viel Zeit, da es hoch Mittagszeit war u. ich Angst hatte, daß die noch nicht gegessen haben. Mündl. werd ich dir von der Sammlung erzählen. [...] 2 x war ich im Kaiser Fr. Museum [...] Das mit Hagelstange u. daß er sich für mich interessiert freut mich natürl. sehr – das wäre fein, wenn ich eine gute Collektion kriegte u. auch verkaufte. [...] Mein gutes Einvernehmen mit Schr's [Schroeters] ist ziemlich äußerlich – aber doch ganz gut. Ich fühle mich hier natürlich deplaciert – Es sind alles solche Naturen, von denen ich mich anstandslos an die Wand drücken laße – das hindert aber nicht, daß ich es fühle – u. auch jetzt bewußt merke. [...]

Recepte von Kuchen u. Salaten werde ich mitbringen. Habt ihr den ganzen Samen gesät? [...] Diese letzten Tage sind hier auch gut warm. Das ist aber fein, daß das Haus mal so gut trocknet. [...] Von dem Pflücksalat schneidet man immer zum essen die älteren Blätter ab, dann wächst das übrige nach. [...] Nun, das wäre alles für heute. Laß es dir gut gehen! Sei gesund, fleißig, lustig! Deine Ella. Schönen Gruß an Fanny.

Heute will ich tüchtig in den Garten gehen. […] U. Holzschnittdruck machen (Jockey). Es sind also 10 Tage daß wir ununterbrochen Sonne haben. Nur *ein* Gewitterregen nachts die ganze Zeit. Helle Mondnächte. Wie leid es mir tut, daß du alles verpassen mußtest nach 3 Jahren Regen u. Kälte! Oft denke ich daran. Nun, heute genug: die Arbeit wartet auf mich. Viele, viele innigste Grüße, meine liebe Ella. Sei doch recht gesund u. munter. U. laß mich nicht ganz ohne Nachrichten. Wie gesagt Karte tut's auch.

Dein W.

MURNAU, 13.7.1911
WASSILY KANDINSKY
AN GABRIELE MÜNTER

Danke für den guten Brief von Dienstag. War heute noch gründlicher im Kgew. Museum. […] – ich schwankte die letzten Tage immer hin u. her – Samstag fahren? Montag fahren? […] – eilen ist unangenehm – u. *wenn* ich eine od. andre Bekanntschaft verpasse, kann ich mich damit trösten, daß ich das Connexion machen doch nicht besonders gut verstehe. […] So bin ich schließlich statt 2 – 4 Wochen hier gewesen! – aber die erste Woche habe ich durch faulenzen u. Energielosigkeit verloren.

BERLIN, 13.7.1910
GABRIELE MÜNTER AN
WASSILY KANDINSKY

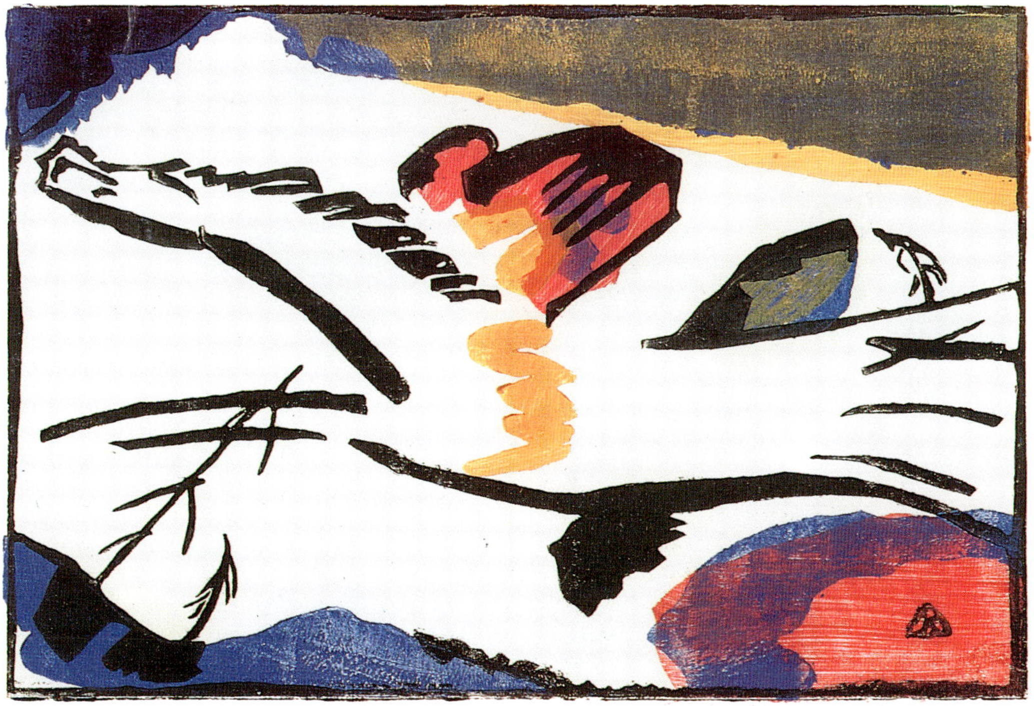

61 Wassily Kandinsky, Lyrisches, 1911, Farbholzschnitt

Gestern haben wir im Garten mit Concert fein zu Abend gegessen – ausnahmsweise war Friedel dabei u. der Springbrunnen gefiel ihr so gut, daß sie ihn malen wollte.

BERLIN, 14.7.1911
GABRIELE MÜNTER AN
WASSILY KANDINSKY

Ich reise doch nicht vor nächster Woche. Du fehlst mir, mein Liebes. Wie gehts dir, was denkst du, was machst du. [...] Jetzt war ich jeden Vormittag irgendwo. Heute Völkerkunde museum 2 1/2 Std. [...] Ich denke sehr viel an dich u. wie du lieb bist u. du fehlst mir ein bischen. Es ist doch schmerzlich, daß mir meine Leute so sehr fern werden. Dem Gefühl nach war es schon immer so in gewissem Masse – aber ich beobachte jetzt so viel schärfer. Jetzt haben wir hier auch gute Hitze. Ja, schade, daß ich den »Sommer« in Murnau nun verpaßen muß. [...]

Hoffentl. kann ich den Herbst mit dir am Land etwas genießen!

MURNAU, 15.7.1911
WASSILY KANDINSKY
AN GABRIELE MÜNTER

Ich danke dir vielmals für die beiden ausführlichen Briefe. [...] Es freut mich sehr, daß deine Apathie abgenommen hat, od. richtiger gesagt, überstanden ist so daß du ordentliche Energie im Leben u. Besuchen entwickelst. Besuch also auch bestimmt den Dr. Hagelstange in Köln! [...] Schnittsalat gesät, welcher jetzt geschickt, langsam, aber mit Ausdauer vom Regen begossen wird. Wir haben eben seit Nachmittag schon 3-4 Gewitter erlebt. Es stürmt auch ziemlich. Mein ländliches Herz freut sich: die Erde war schon so trocken, daß sie tiefe breite Risse bekam! Und das in Murnau! Wir mußten jeden Abend fleißig gießen. [...] Es geht mir auch sonst gut. Die Zeit ist gut eingeteilt: der Tag für mich, 2 Stunden (resp. 3-4 beim Mähen etc., was selten vorkommt) Abends für den Garten, welcher dadurch im guten Zustand ist. [...] Gestern habe ich endlich ganze 7 Entwürfe für kleine (1 großes) Holzschnitte gemacht, die doch im Album [›Klänge‹] noch fehlten. Jetzt gehe ich wieder an's Schneiden.

MURNAU, 18.7.1911
WASSILY KANDINSKY
AN GABRIELE MÜNTER

Ich schneide immer weiter, führe die letzten Entwürfe aus. Vielleicht male ich bald u. zwar den Jüngsten Tag, ähnlich wie auf dem Glasbilde. Ich glaube, ich denke sonst nicht viel. – Fanny läßt dich schön grüßen, sie will dir immer das Nudelrezept schikken u. wenn ich schreibe vergessen wir beide. Jetzt ist sie im Dorf. – Die Aprikose treibt tüchtig. Viele Erbsen hängen u. reifen. Radieschen esse ich grammweise. Kirschen haben gut geschmeckt: saftig, süß. Ich wollte dir so gerne etwas von unseren Produkten schicken, es kommt aber nur in Brei an! Da doch

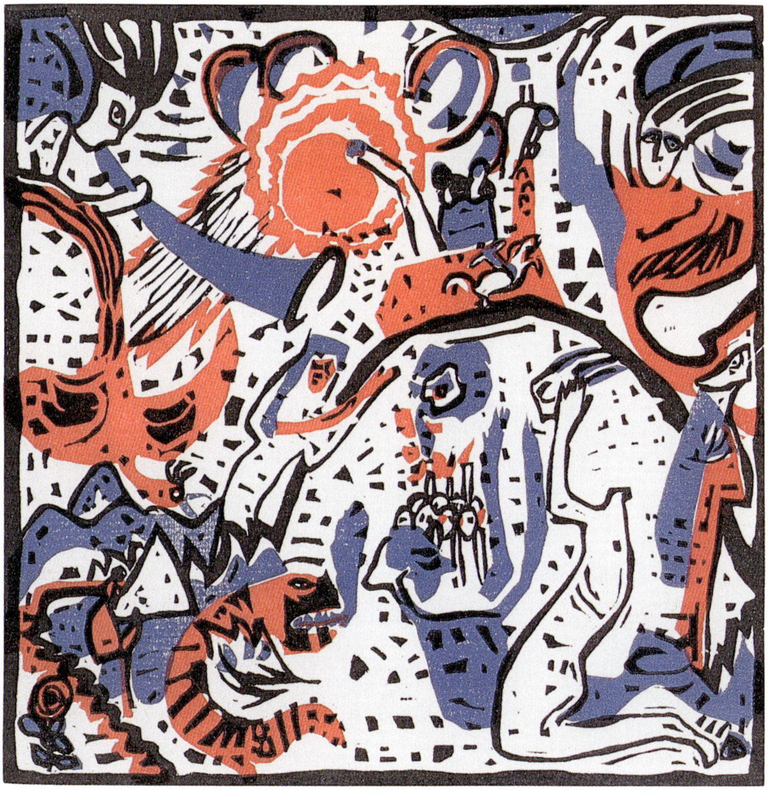

62 Wassily Kandinsky, Jüngstes Gericht, 1911, Farbholzschnitt

das Hauptelement der Sendung Erdbeeren sein würden. [...] Ich grüsse dich vom Herzen u. wünsche dir munter, gesund, gutlaunig zu sein. Vielleicht fahre ich diese Woche zu Marcs 'rüber für 1 Tag, da sie Mutter auf Besuch haben und erst nach 24ten nach hier kommen können. Also nochmals innigste Grüße an die liebste Ella vom W.

MURNAU, 20.7.1911
WASSILY KANDINSKY
AN GABRIELE MÜNTER

Eben erst mit dem Gießen (welches jetzt so nötig ist) fertig geworden: es nimmt ca. 20 Kannen od. 3/4 Stunden Pumpen u. Spritzen. [...] Dann wird wieder tüchtig eingemacht. Hier ist aber alles riesig teuer. Ich esse auch hauptsächlich eigene Erdbeeren auf die Nacht. Am runden Beet blüht es hübsch, auch Löwenzahn und wie sie alle heißen. [...] – Und Fremde giebt's dieses Jahr! Nicht mehr schön. Ich sehe natürlich nicht viele von uns aus; wenn man aber in's Dorf geht ... wo heute eine Bombenhitze war. –

Natürlich möchtest du auch jäten u. ernten, liebes armes Ellchen! Es ist ja direkt eine Bosheit, daß heuer so schön ist nach den tollen 3 Jahren. Jetzt ist aber schon beinahe zu heiß. Z.B.

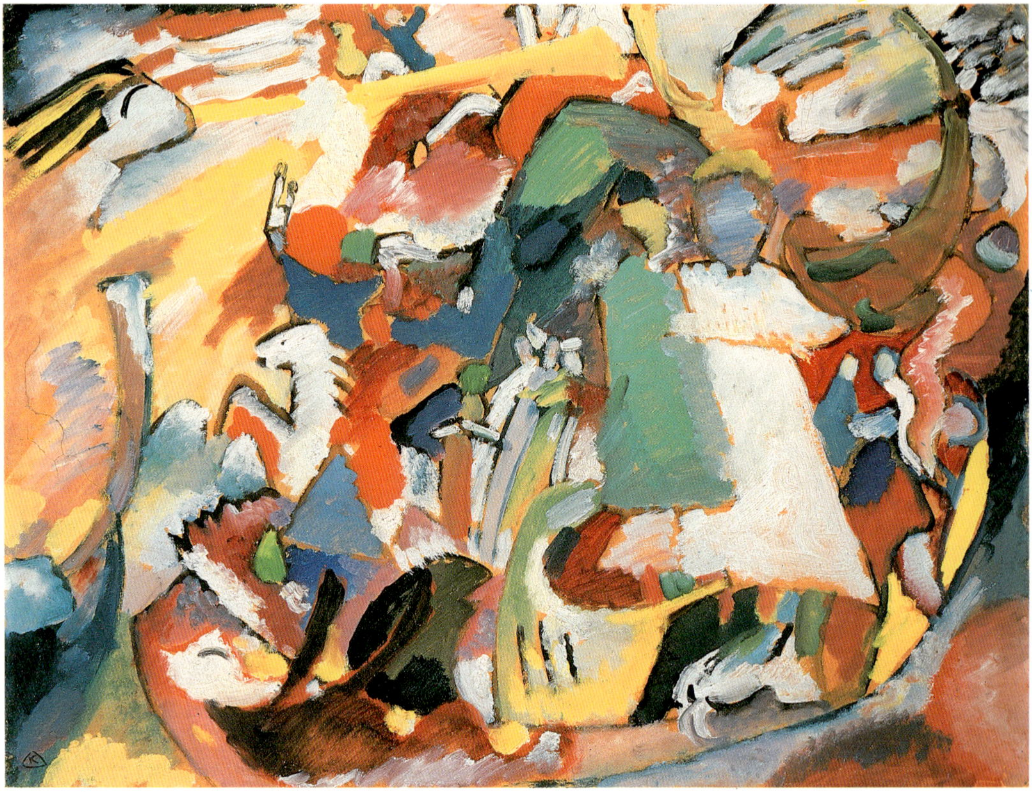

63 Wassily Kandinsky, Allerheiligenbild I, 1911

sind die Schlafzimmer zu heiß: ich schlafe nur mit einem Laken bedeckt. Sogar das Fremdenzimmer ist direkt warm geworden. [...] – Ich schneide jetzt die »Kahnfahrt«, die ich wirklich gut in's Holz übersetzt habe: dunkel violett, hellrot (ca. Saturnrot) u. etwas schwarz. Auch die Lyrik [Kandinskys berühmter Holzschnitt ›Lyrisches‹ nach dem Gemälde im Museum Boymans-van Beuningen, Rotterdam] ist gut im Holz geworden, besser als das Bild. [...] Nächste Woche gehe ich ans Malen: »Jüngster Tag«. Wie soll ich den Pinsel halten? [...] Anja läßt dich auch grüßen. Auch Fanny. Und ich auch von Herzen, liebes, feines Ellchen. Sei gesund, vergnügt, saug' Eindrücke: Alle!

D. W.

MURNAU, 22.7.1911
WASSILY KANDINSKY
AN GABRIELE MÜNTER

Leid tut's mir ganz abscheulich, daß du das schöne Wetter hier nicht genießt [...] u. besonders nichts von deiner Ausdauer, Mühe, Arbeit im Gärtchen hast, wo er jetzt so schön überall blüht und allerhand Früchte trägt. Natürlich hast du was von deiner Reise u. es ist gut, daß du sie machst (es wird dich sicher bereichern u. vielleicht auch in materieller Form (Collection od. so was) nützlich sein), aber trotz dem wenn ich am Gärtchen Freude habe, so tut es mir sehr leid, daß du sie nur in der Vorstellung haben kannst. Nun ja! wir werden schon noch im Herbst manches nachholen! Gelt? Und gemeinsam die Beete für Frühjahr vorbereiten und für's kommende Jahr noch viel netter den Garten einrichten. Du weißt doch, wie schön der Herbst hier ist. Jetzt ist es sogar *zu* heiß. Und *Staub* giebt's in Murnau! Ist das nicht ein Wunder? Die ewignasse »Saugasse« ist staubig. Alles wünscht Regen. Wir gießen sogar hie und da den ... Rasen.

Münter weiter zu Verwandten, dem Bürgermeister-Ehepaar Busse, nach Herford.

HERFORD, 24.7.1911
GABRIELE MÜNTER AN WASSILY KANDINSKY

Es ist hier sehr nett. Von H.[erford] habe ich noch kaum etwas gesehen. Half heute Vm. Stachelbeeren abziehen und schwatze dazu mit Julie. [...] Gestern Abend machten wir einen schönen Spaziergang nach »Waldfrieden« (1 ganze Stunde) Es war sehr schön, die Landschaft ist mir sympatisch u. könnte brauchbar sein riesig hübsch u. ich möchte sie sehr dir einmal zeigen. [...] Es war sehr nett u. lustig. [...] Will mir noch Herford ansehen – alte Kirchen! u. soll noch hie und da zu Kartoffelpfannkuchen u. – Pickert – eingeladen werden.

HERFORD, 25.7.1911
GABRIELE MÜNTER AN WASSILY KANDINSKY

Die Umgebung hat viel für mich – viel Motive. Viel d.[unkel]-braunrote Häuser – Die Landschaft mit zum Teil gemähtem Korn, das so schön in Haufen steht – u. überall Hügel – u. die großen Laub u. Nadelwälder in denen es so kühl u. duftend ist – u. keine Schlangen giebt. Wenn wir können nehmen wir 2 mal 1-2-3 Monat Zeit u. setzen uns hier irgendwo in schöne – billige – leere Waldsommerfrische (so Art Försterhaus) u. malen u. du schnüffelst Tannenduft. Heute wieder *schönen* Ausflug gemacht. Ich lange im Wald baarfuss. [...] Denk nur – heute habe ich angefangen, mir ein elegantes weißes Kleid machen zu lassen! ist das nicht ulkig? Die Schneiderin macht es *sofort*. Ich wollte eine *dünne* Blouse haben u. es wird ein elegantes Wollenvoile draus! [...] Kannst Du mir mal Lyrisches u. Kahnfahrt Probedruck schicken? [...]

Merkt ihr an den Erbsen einen Unterschied, es sind ja 2 Sorten. Erntet ihr sie auch früh genug zum kochen?«

Unterdessen besuchen Franz und Maria Marc Kandinsky zum ersten Mal in Murnau, von Sindelsdorf aus

MURNAU, 26.7.1911
WASSILY KANDINSKY
MARIA UND
FRANZ MARC
AN GABRIELE MÜNTER

Mittwoch vor 1 u. hungrig. – D. Brief heute bek. v. 24. Vielen Dank und viele schöne Grüße. Bleib gesund und lustig. D. W.

Liebes Frl. Münter – wir freuen uns dieser Tage in Ihrem reizenden Häuschen in Murnau. Das nächste Mal sind Sie hoffentlich auch hier. Für Ihre lieben Karten herzlichen Dank und viele freundschaftliche Grüße von

Ihrer Maria Franck Marc

Heiß, heißer am heißesten, als 3. müde Fliege grüßt Sie herzlich Ihr

F. Marc

MURNAU, 28.7.1911
WASSILY KANDINSKY
AN GABRIELE MÜNTER

Es ist heute wieder s. heiß u. nach den 2 Tagen Unterhaltungen, Gespräche, Spaziergänge etc. ist heute m. Kopf nicht in besonders glänzendem Zustand. [...] So mußt du, meint M. [Marc] unbedingt nach Hagen fahren, dem Diener sagen, du möchtest den Dr. Meier (Sekretär) sprechen, als Mitglied der N.K.V.M. Du mußt mit all den Leuten nett, aber sicher sein u. ganz unbefangen fragen (wo es dir günstig erscheint), ob die Leute nicht Lust haben, eine Coll. von dir zu bringen. Ebenso in Barmen verfahren, mit Dr. Reiche sprechen etc. [...] Unbedingt mit Cohen und Hagelstange Bekanntschaft machen. (*Ich* meine: überhaupt Hauptgewicht auf Dr. Hag. legen: wir haben hier alle den Eindruck, daß er sich *sehr* für dich interessiert. [...]) M. meint, es wäre am besten, wenn August Macke mit dir reisen würde. Er kann riesig fein Reklame machen (tut's auch ständig) u. ist geschickt im Auftreten. Geh' also erst zu ihm, frag ihn etwas aus. Vielleicht kommt er auf die Idee, dich zu begleiten. [...] So! jetzt noch was. Marc schreibt diese Tage an Köhler und sagt, daß einige deiner Bilder von Paris über Berlin reisen werden, daß darunter sich ein *ganz* ausgezeichnetes von dir befindet (das Gelbe Haus) u. ob K. nicht vielleicht Lust hat, es zu sehen. [...] Wir dachten als Preis 400.–. Ich würde mich riesig freuen, wenn aus diesem Plan was Gutes entstehen würde. [...] Marcs sind also vorgestern nach 9 morgens angekommen (mit Koehler Auto, aber nur von Grossweil aus). Ich habe sie abgeholt, wir tranken Milch bei Steiger u. gingen dann zu uns. Das Haus hat ihnen sehr gefallen. Von Zimmern am besten glaube ich deins. [...] Fanny hat uns gemästet! Sehr fein, nobel u. sympatisch hat sie alles gemacht. Vormittag noch bei Rambold gewesen u. Dorf

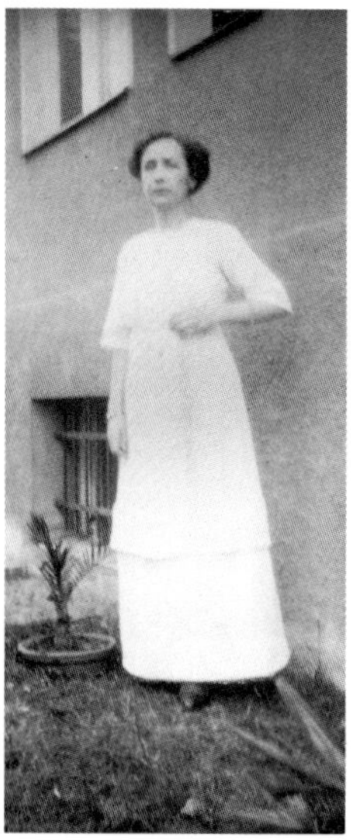

64 Gabriele Münter in Herford, 1911

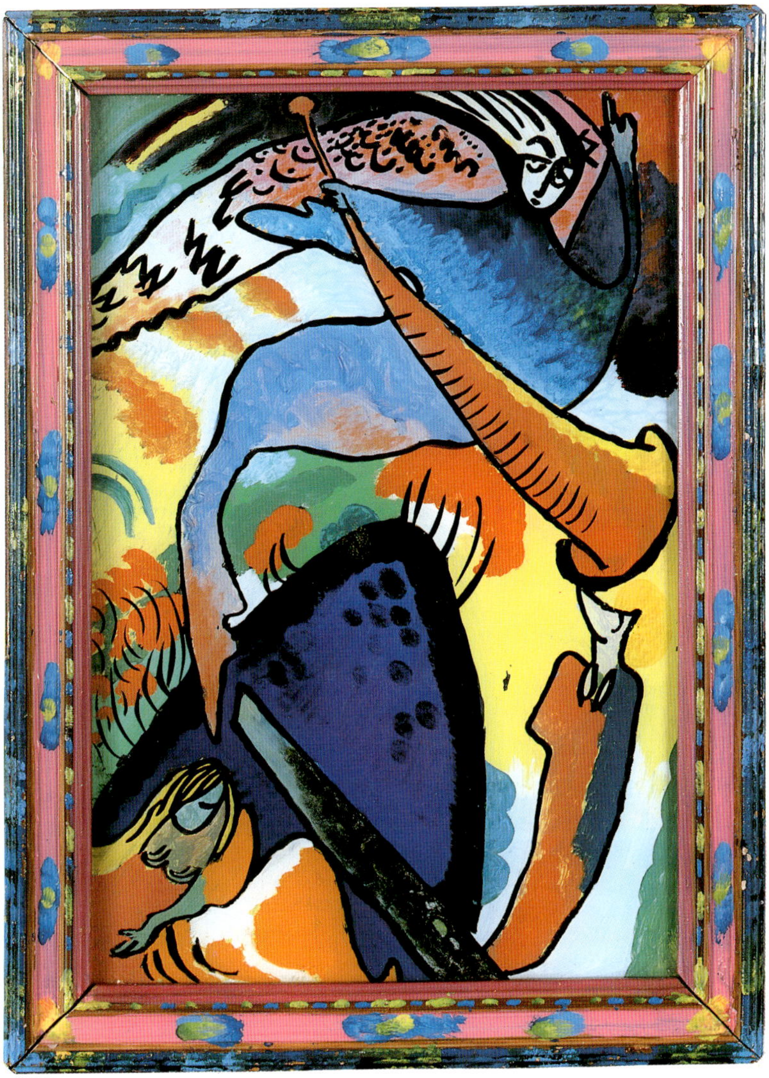

65 Wassily Kandinsky, Auferstehung oder Engel des Jüngsten Gerichts, 1911, Hinterglasbild

besichtigt. Dann *Diner* mit ff. Café im Sommerhaus. Nachmittags Staffelsee, Seehausen (Tee) u. gegen 8 wieder zu Hause Abendbrot. Bis 11 gesprochen u. dann brachte ich sie in den Angerbräu, in's schon früher bestellte (von Fanny) Zimmer. Gestern 1/2 9 zusammen bei uns gefrühstückt, wieder Dorf, d. h. Kirche. [...] 5 Uhr Tee, zu welchem plötzlich der arme Hellmuth [Macke, Vetter von August Macke] per Rad erschien, schweißtriefend und sofort kaputgeschlagen durch die Nachricht, daß wir alle in 1/2 Std. aufbrechen werden: M's heim u. ich als Begleiter bis Riegsee. [...] Bei rotballigem Sonnenuntergang ging ich vom Riegsee heim und sehr herzlichen Verabschiedung mit M's. – Es scheint mir, er kann noch ein Märchen zur Welt bringen. – Marc hat sich mein Bild mit Reiter u. Strahlen ausgebeten zum Hängen bei ihm. Vielleicht schenke ich es ihm. [...] – Ich stelle mir dich in Herford vor! Und freue mich u. lache u. freue mich wieder, daß du so was einatmest. Oh, ich weiß, wie es in der Seele klingt! – Also viele herzlichste Grüße. Sei doch gesund, energisch, guter Laune u. freue dich! Gelt? M's lassen dich *vielmals* grüssen. Fanny grüßt dich auch.

Dein W.

Überall erwähnen, daß du von der N.K.V.M. bist.

HERFORD, 28.7.1911
GABRIELE MÜNTER AN
WASSILY KANDINSKY

Heute bekam ich Karte mit Marcs. Danke schön. Montag werde ich nun bestimmt fahren. [...] Und manchmal möchte ich auch so gern, daß du bei mir bist u. alles mitsiehst. [...] Gestern Abend waren wir zu *Pickert*! bei Tante. Fritz sagt – »wenn mir mal der Pickert nicht mehr schmeckt, dann bin ich dot.« [...]

Morgen bek.[am] ich Brief, wo du mir vom Marc Besuch ausführlich erzählst! Bitte, wie soll ich machen mit Hagelstange? *Besser* erst *schreiben* damit ich ihn auch treffe? *Wie ist sein Name u. Adr.?* Weißt Du, ob er noch lange in Köln bleibt? [...]

MURNAU, 29.7.1911
WASSILY KANDINSKY
AN GABRIELE MÜNTER

Tropfenweise kommen immer Himbeeren. Erd- vorbei (mit Ausnahme Monats-). Syreen, Rosen am Haus vorbei. Aprikosen werden gelb. Mittelbeet blüht beinahe vollkommen. Auch *alle* Nelken. Nun, bis später, liebe, liebe Ella. Viele, viele Grüße und herzlichste Wünsche. Feine Reise! Hüte dich vor Hitze!

Dein W.

HERFORD, 29.7.1911
GABRIELE MÜNTER AN
WASSILY KANDINSKY

Gestern war wohl der heisseste Tag. Was hast du gemacht? [...] Ich meine auch – es könnte mir genügen – wenn ich Hagelstange, Reiche, Cohen für mich habe – u. so besonders gut verstehe ich ja auch das Auftreten nicht. Sicher meinst du auch – ich kann Hagen ebensogut lassen [das Karl Ernst Osthaus Museum]. [...] Das ist nett, dass Marc u. Macke so hübsch sorgen u. helfen! Aber vom Herrn Köhler will ich *500* verlangen fürs gelbe Haus. mindestens. Übrigens macht es ja soviel Aufsehen bei allen, daß ich es im Herbst bei uns [der NKVM] mitausstellen wollte. [...]

Du mußt mir bei der Hitze oft schreiben. Bekam schon Lust zu telegraphieren daß ich in Hagen auch Nachricht habe; da ich nun da nicht hingehe, ist es nicht nötig – aber bei der Hitze bin ich ein bißchen unruhig.

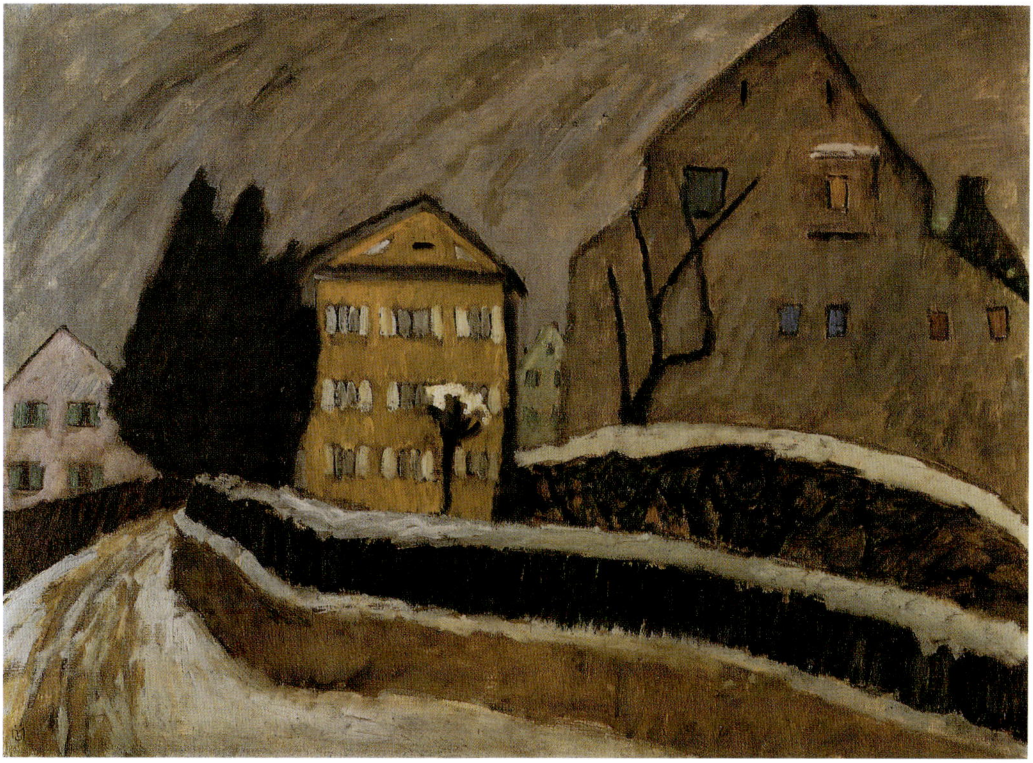

66 Gabriele Münter, Das gelbe Haus, 1911

So! Tüchtig gearbeitet! Gerahmt, gestrichen, unterschrieben etc. [...] – Ich finde, du solltest *unbedingt* Hagen, ev. Barmen (sogar ohne »ev.«, welches nur da steht, da du mir leid tust) besuchen u. die Leute kennenlernen: [...] Hag.[elstange] denke ich ist immer in Köln: seine Reise hat er doch schon gemacht. Vielleicht besuchst du auch Frl. Wor.[ringer] und den Gereonclub. Ist doch alles im Adressbuch zu finden. [...] *Persönl.* Bekanntschaft ist immer *sehr*!! vorteilhaft. Du mußt alles kennen lernen was du nur erreichen kannst. Sei nur natürlich – das genügt! Denk nur: du kommst vielleicht nicht so bald in die Gegend u. dann ist schon die schönste Stimmung vorüber!! Sei doch nicht faul! [...] Verpaß nicht diese Gelegenheit! Jemersch! Jemersch! Was ich da reden muß !!!! [...]

MÜNCHEN, 31.7.1911
WASSILY KANDINSKY
AN GABRIELE MÜNTER

Daß du für das »Gelbe Haus« 500 haben willst, ist ja recht. Bedenke nur, daß man Franzosen in dieser Größe auch für 300-400 haben kann, daß Köhler ein Sammler ist = mag billig kaufen, daß es nicht wichtig ist, ob du 100 mehr od. weniger bekommst, sondern wichtig ist, daß du in einer entstehenden *guten* Berlin-Galerie hängst. Übrigens wissen wir auch nicht, ob Köhler das Bild sehen wollen wird: er ist schüchtern und gegen Aufblasen empfindlich. [...] Bedenk auch, daß du eine Frau bist, was außer Vor- auch Nachteile hat. – [...] Also viele, viele herzliche Grüße. Sei tapfer, gesund, lustig. Ich wünsche dir vi-iel Erfolg. Nochmals liebe Grüße DW.

MÜNCHEN, 1.8.1911
WASSILY KANDINSKY
AN GABRIELE MÜNTER

Ende dieser Woche plane ich zu Marcs zu radeln: Morgens hin, ab. zurück. Sonst arbeite ich. – Jetzt bist du vielleicht schon in Bonn und feierst da. [...] Bin neugierig, was du von Mackes sagst und wie es mit Hagelstange gehen wird. Hoffe – gut. Ich möchte, du erreichst viel Gutes überhaupt auf deiner Reise, d. h. auch innerlich. So eine Reise (besonders allein gemacht) bereichert den inneren Blick u. stimmt oft zur Nachsicht. Manches sammelt man unbewußt u. erst später weiß man es.

Dein W.

BONN, 3.8.1911
GABRIELE MÜNTER AN
WASSILY KANDINSKY

Abends kam Macke, den ich noch einmal telefoniert hatte. Ein großer hübscher junger Mensch. Sehr sympatisch. Blieb bis 12 – Es war sehr nett. Heute war ich bei Mackes von 6-10. Die Frau ist reizend, interessant. Im Benehmen auch einfach, gar nicht süß. Nach dem Gespräch mit Mackes habe ich mir meinen Plan nun so gemacht. Schreibe jetzt an Hagelstange, daß ich ihn Montag od. Dienstag wenn er da ist, besuchen will. [...]

[eingelegter Zettel:] [...] Wollte noch sagen: mit 400 fürs gelbe Haus bin ich auch einverstanden. Hast schon Recht. Viele viele Grüße! Wie gehts dir? Heute noch nichts bekommen von dir.

MURNAU, 4.8.1911
WASSILY KANDINSKY
AN GABRIELE MÜNTER

Heute nur ein paar Worte, meine liebe Ella. [...] Ich bin ganz in Gedanken an den Jüngsten Tag, welchen ich den zweiten Tag so u. wieder anders entwerfe u. überlege. Manches sehr gut, manches kriege ich aber nicht. [...] Heute soupiere ich einen unserer (deiner) Rettiche – zum ersten Mal – u. unseren Salat.

BONN, 5.8.1911
GABRIELE MÜNTER AN
WASSILY KANDINSKY

Vormittag war Macke bei mir 1 1/2 Std. od. mehr. Müs waren aus u. wir beide haben uns ganz nett unterhalten. [...]

Ich freue mich, daß du so schön arbeitest! Möchte manchmal wißen, ob ich dir nicht doch ein bischen fehle. Ich freu mich schon wenn ich heimkomme. [...] Samstag Vormittag. heute

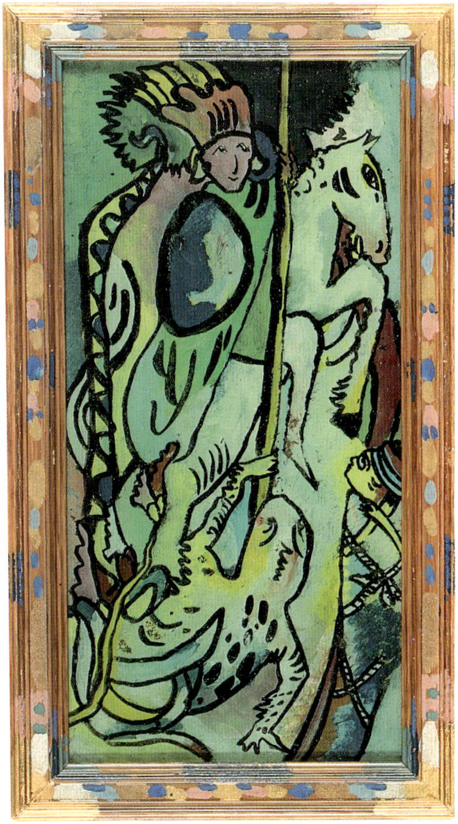

67 Wassily Kandinsky, Heiliger Georg II, 1911, Hinterglasbild

Karte von Hagelstange ist seit vorgestern verreist! Vielleicht gehe ich doch morgen auf die Reise. […] Na macht nicht so viel – er kennt ja meine Sachen. […] Wenn ich nur gut wüßte, was ich den anderen Kunstleuten sagen soll – aber wahrscheinlich ziehe ich doch morgen los! Einfach mal alles ankuken auf Durchreise!

MURNAU, 6.8.1911
WASSILY KANDINSKY
AN GABRIELE MÜNTER

Heute feiert der Josef Fürst sein 20jähr. Jubiläum als I. Vorsitzender des Turnvereins, Gründer des Bauerntheaters etc. Große Pompe! Ich male und male jetzt. Lauter Skizzen zum Jüngsten Gericht. Bin aber mit allem unzufrieden. Ich muß aber finden, wie ich es anpacken soll! Nur Geduld. […] Mein Album ist beinahe fertig und Ende August will ich an's Drucken gehen. Viele innigste Grüße, liebe Ella und viele herzlichste Wünsche. Lerne doch die Mackes näher kennen, wenn es dir paßt.

Dein W.

MURNAU, 8.8.1911
WASSILY KANDINSKY
AN GABRIELE MÜNTER

Heute nur wenig, da ich im Begriff bin, zu Marcs zu fahren. Es ist ein wunderschöner Tag u. ich möchte vor der Hitze in S.[indelsdorf] ankommen. Gestern dein 1. Brief bekommen. Danke vielmals! Bin sehr böse, daß Hagelst. verreist ist! – Ich wollte dir gerade unsere Aprikosen schicken u. da schreibst du von der unheimlichen Menge, die Ihr dort habt. Na! ich schicke doch: vielleicht schmeckt's doch anders. Gestern habe ich die reifeste essen müssen – sie war wie Butter.

In einem eilig in einem Düsseldorfer Hotel geschriebenen Brief berichtet Münter Kandinsky über ihre weiteren Besuche bei Max Gosebruch im Folkwang Museum Essen, dem Galeristen Alfred Flechtheim in Düsseldorf und Richard Reiche vom Barmer Kunstverein. Zuvor hatte sie in zwei Karten ihr etwas unerfreuliches Treffen mit Fritz Meier, einem Angestellten des Hagener Museums geschildert; den Museumsgründer Karl Ernst Osthaus hatte sie nicht angetroffen. Einen weiteren, ausführlichen Brief sendet sie bald darauf am 9. 8. aus Köln ab. Ihre Eindrücke von den einzelnen Kunsthistorikern sind zwiespältig. Am nächsten Tag ist sie zurück in Bonn und »war heute schon wieder lange bei Mackes«.

MURNAU, 10.8.1911
WASSILY KANDINSKY
AN GABRIELE MÜNTER

Vielen guten Dank für die zahlreichen, genauen, klaren Berichte! [...] Als ich in Sindelsdorf war, so sagte mir Marc, Aug. Macke wäre ganz entzückt u. direkt verliebt in dich, er wolle dich auf der Städtereise begleiten. Nun fährst du aber allein. Macke wußte vielleicht nicht, daß du so plötzlich losziehst. Schade ist es schon, da er doch sicher nicht so einfach den Osthaus an sich vorbeilaufen lassen würde, würde auch den dummen Fritz zu packen wissen. [...] Tätig bist du aber!! Alle Achtung! [...] Vor 2 Tagen war Ausschußsitzung [der N.K.V.M.]. Als Marc davon erzählte, lachten wir wie toll, Gegenstände fielen uns aus der Hand! Direkt märchenhaft! Hörst du mündlich.

MURNAU, 12.8.1911
WASSILY KANDINSKY
AN GABRIELE MÜNTER

Heute den Brief von Bonn im Kölner Couvert bekommen u. danke dir sehr, sehr für alle Berichte. [...] Wenn du auch nichts direktes auf deiner sehr energischen u. mutigen Reise erreicht hast, so hast du doch viel gesehen u. mehrere wichtige Leute haben dich gesehen, was immer vorteilhaft ist. Also mit Hagelstange wird's wohl nichts? D.h. du wirst ihn doch nicht sehen? Es freut mich sehr, daß du dich gut mit Mackes verträgst. [...]

Ich habe 2 ovale Beete gemacht u. überall eine Reihe Goldlack u. 1 Reihe Federnelken gesetzt. Viel Mühe! Ob's was wird? Die Malven fangen an zu blühen. Das Mittelbeet ist voll Blumen

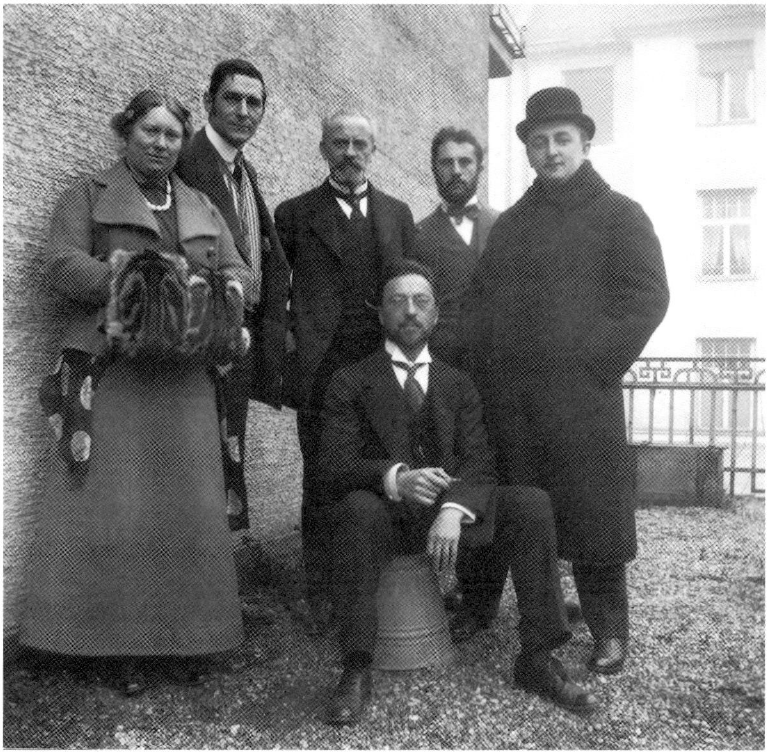

68 ›Der Blaue Reiter‹ auf dem Balkon der Ainmillerstraße in Schwabing. Von links nach rechts: Maria und Franz Marc, Bernhard Koehler, Wassily Kandinsky (sitzend), Heinrich Campendonk und Thomas von Hartmann

u. macht sich sehr nett. Fortwährend essen wir eigenes Gemüse. Gurken blühen sehr üppig. Das Wetter ist herrlich. Sonnenuntergänge fabelhaft. Viele, viele herzlichste gute Grüße. In 11 Tagen darf ich dich doch erwarten? Sei gesund, lustig! Dein W.

BONN, 13.8.1911
GABRIELE MÜNTER AN WASSILY KANDINSKY

Wollte dir berichten was noch war. Donnerstag in Köln war ich im Wallraf-R. Museum – da sind wundervolle Sachen. Habe wieder Photos gekauft. [...] Gegen Abend fuhr ich nach Bonn. Und da Münters ausgeflogen waren mit ihrem Besuch ging ich zu Mackes und berichtete ihm von meiner Reise. [...] Gestern, Montag war ich beim Zahnarzt u. als ich heim kam wartete Macke schon lange u. schlug vor, Nachmittag zum »5 o'clock« im Gereonsclub nach Köln zu fahren. Ich war einverstanden u. Nachmittag fuhren wir beide hin – sahen uns das Kunstgewerbemuseum an u. gingen um 5, nach telefonieren, zu Frl. Worringer in den Zoo. [...] Frl. W. scheint klug u. energisch – scheint ganz gut denken zu können. [...]

Macke ist, glaube ich, ernstlich begabt – ich predige ihm Innerlichkeit, Persönlichkeit, weg vom »Modernen«. Er ist noch äußerlich, ich finde aber, daß immer Gefühl in seinen Sachen ist. [...] Eine reine anständige Natur scheint er zu sein. Das Verhältnis ist glaube ich ähnlich, wie bei Hartmanns – u. auch wieder nicht – ich kenne sie ja noch so wenig. [...] – Es ist dann ganz gut – erst paar Tage in München dann Murnau u. Sindelsdorf u. nachher kommen wir nach Murnau u. vielleicht male ich auch mal wieder. Sehe manchmal Sachen die mich sonst reizen würden – habe aber gar keine Lust zum malen.

Er berichtet ausführlich von dem gerade zu Ende gegangenen Besuch von Franz und Maria Marc mit Bernhard Koehler jr., dem Sohn des Berliner Sammlers, bei ihm in Murnau. Gemeinsam hatten sie u. a. die Hinterglas-Sammlung des Braumeisters Kroetz besichtigt.

MURNAU, 19.8.1911
WASSILY KANDINSKY
AN GABRIELE MÜNTER

Eben habe ich Marcs beinahe bis Hagen [zwischen Murnau und Sindelsdorf] hingebracht. [...] Fanny hat sich gestern selbst übertroffen! Es war alles ff. u. sie selbst benahm sich so riesig fein. Alle 3 (besonders K.!!) [B. Köhler Jr.] waren ganz entzückt u. sich schmecken lassen. Der Herd brannte nicht, Wohnung war auf dem Kopf u. der Besuch war nicht gerade geschickt. F. besiegte aber alle Schwierigkeiten. [...] Ihre Glasmalereien ha-

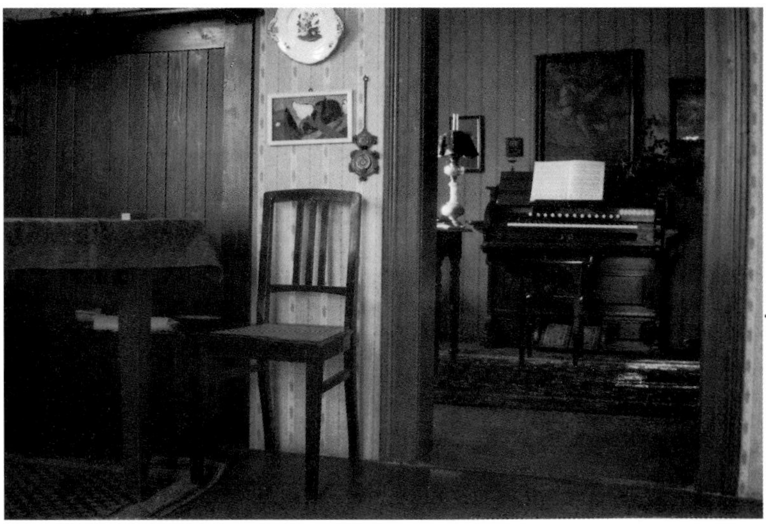

69 Eßecke im ›Russenhaus‹ in Murnau, 1910

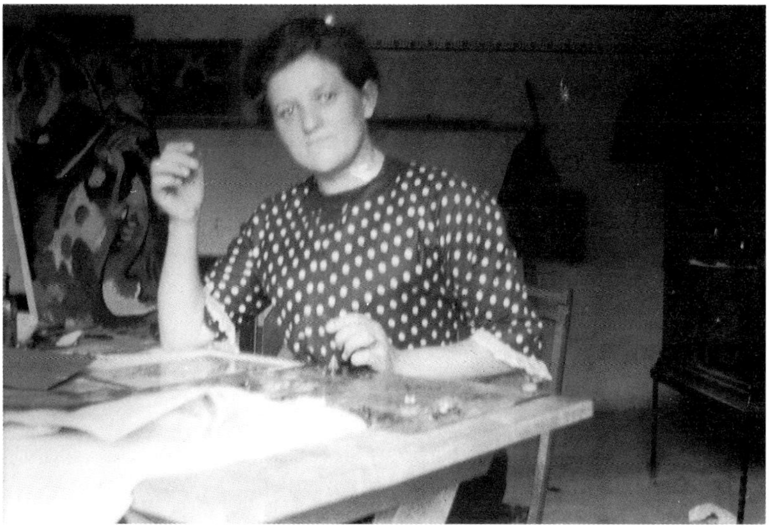

70 Das Hausmädchen Fanny beim Hinterglasmalen, Murnau, 1911

ben die Leute ganz stuzig gemacht. [...] – Ja, ich denke, der »Jüngste Tag« wird bald in mir reif. Gestern mit Marc und K. beim Braumeister gewesen u. heute ist mir wieder etwas klar in meinem Bilde geworden. Ach! er hat auch noch wundervolle Sachen. Marcs, Köhler, Rambolds lassen dich schön grüßen. Die ersten 3 bedauerten sehr, daß du noch nicht da bist. – [...] Das ist mein letzter Brief an dich, du liebe Ella, du. Reise glücklich u. lustig u. sei vernünftig. Grüss die Müs [Familie Carl Münthers] von mir u. Macke. Von Dienstag ab bin ich sicher in Mchen u. werde da das Telegramm von dir erwarten. [...]

Und in 8 Tagen sind wir beide hier u. du genießt Murnau u. Ruhe. Wohlverdient! Und malst hier. Gelt? Also in 3-4 Tagen brauchen wir keine Briefe mehr schreiben. Freue mich auf dich.

DW

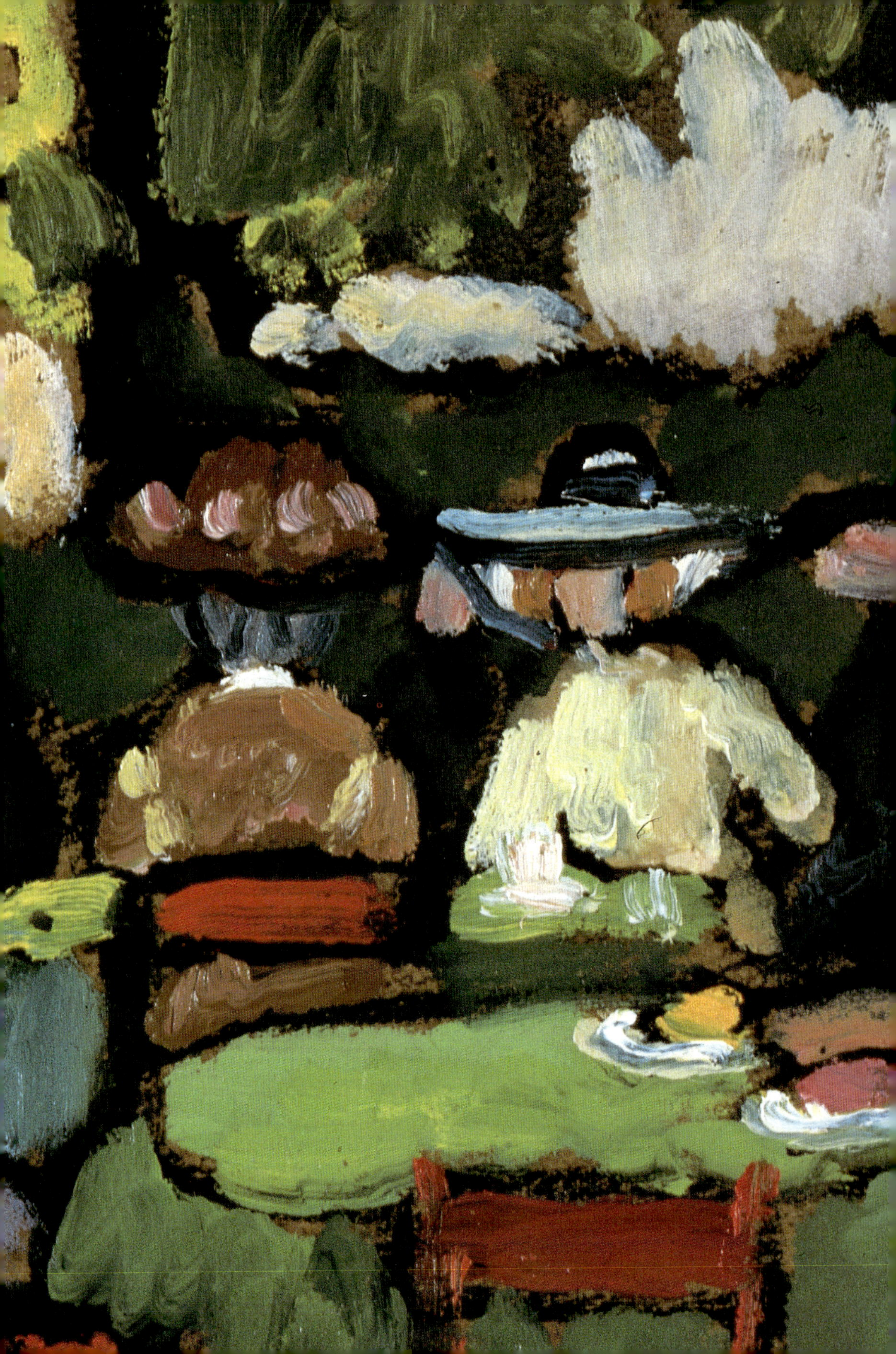

SPANNUNGEN UND TRENNUNG
1912 BIS 1914

Die Entwicklung der letzten drei Jahre bis zum Ausbruch des Ersten Weltkrieges kann im Rahmen unseres Buches nur gerafft dargestellt und durch charakteristische Briefstellen belegt werden. Im Herbst 1912 und im Sommer 1913 ist Kandinsky wieder für jeweils zwei Monate in Rußland, aus dieser Zeit stammt seine erhaltene Korrespondenz mit Münter.

Im Oktober 1912 reist Kandinsky über Berlin und Warschau nach Odessa und trifft dabei auch den Leiter der Berliner ›Sturm‹-Galerie, Herwarth Walden, der damals die erste und umfangreichste Separatausstellung Kandinskys in seiner Galerie vorbereitet. Bei seiner Zusammenkunft bemüht sich Kandinsky auch um eine Ausstellung für Münter; auf einer Postkarte vom 6. 10. 1912 berichtet er ihr: »Vieles besprochen. W.[alden] besucht dich Anfang November. Deine Collektion im Prinzip genommen.«

Münter kümmert sich derweil um ihre und Kandinskys Einlieferungen für eine Sammelausstellung der Münchner Künstlerfreunde in der Galerie ›Neue Kunst‹ von Hans Goltz und gibt am 7. 10. 1912 einen genauen Bericht über die Haltung des Galeristen Goltz und das Verhalten eines potentiellen Käufers und Eröffnungsredners, des österreichischen Journalisten und Schriftstellers Joseph Lux. Zusammenfassend schreibt sie dazu: »Bis jetzt mache ich egalverschiedene Sachen bin immer beschäftigt und langweile mich so daher.«

Am Abend seines Eintreffens in Odessa am 9. Oktober berichtet Kandinsky Münter ausführlich über das Befinden seiner Familie.

ODESSA, 9. 10. 1912
WASSILY KANDINSKY
AN GABRIELE MÜNTER

Vater sieht glänzend aus. Mutter mager, aber doch verhältnismäßig lustig. Ihr Mann geht mit Mühe, macht aber sonst guten Eindruck. [...] Im Zug habe ich viel gelegen, gelesen, gedacht über Kunst natürlich. [...] Wie gesagt nimmt W.[alden] deine Collektion gern. Es scheint mir, daß er etwas deine Sachen fühlt u. zwar selbstständig.

MÜNCHEN, 8. 10. 1912
GABRIELE MÜNTER AN
WASSILY KANDINSKY

Jetzt sitzt du wohl noch mit deinen Eltern? Oder schläft schon alles wahrscheinlich. Ich hab aber doch keine rechte Ruhe – es thut mir leid, daß ich nicht auf Telegramm bestanden habe –

Detail aus Abb. 72

jetzt hätte ich es schon. Diese Tage war ich unruhig und zu nichts fähig – wollte immer arbeiten – fand erstens keine Zeit u. zweitens, wenn Zeit, keine Energie. Das kommt schon allmählig. Jetzt sitz ich schon lange u. döse – kann nichts anfangen u. da meinte ich, muß dir noch bischen erzählen. Heute haben wir statt malen Vormitags Maus in m. Atelier gesucht, die ich gestern Abend gesehen habe. Nicht gefunden. Aber die Energie war futsch. Nachmittag um 5 – nach 7 kam Stadler. Hat mit Interesse u. Empörung die Geschichte gehört [damit sind Schwierigkeiten mit J. Lux gemeint, die in den nächsten Briefen noch ausführlich zur Sprache kommen]: Er fand ich erzähle gut! ätsch! [...] Bald hoffe ich meine Zeit besser zu verwerten, als mit denken, was ich nun thun soll. [...] Die Karte von Walden freut mich – Du hast gut gewirkt auf ihn – wieviel Verstand u. Gefühl hat er?

Zwei Tage später berichtet sie ausführlich von der Eröffnung in der Galerie Hans Goltz.

MÜNCHEN, 10.10.1912
GABRIELE MÜNTER AN
WASSILY KANDINSKY

Der große Moment ist gewesen! [...] Ich machte shake hands mit Herren Erbslöh u. Kanoldt, Bechtejeff. Piper u. Dr. Fischer kamen nicht so zu stehen, daß Begrüßung nötig war. Dagegen die genannten 3 Herren kamen speziell Handdrücken. Frl. K.[anoldt] ließ es sich auch nicht nehmen mich besonders frdl.

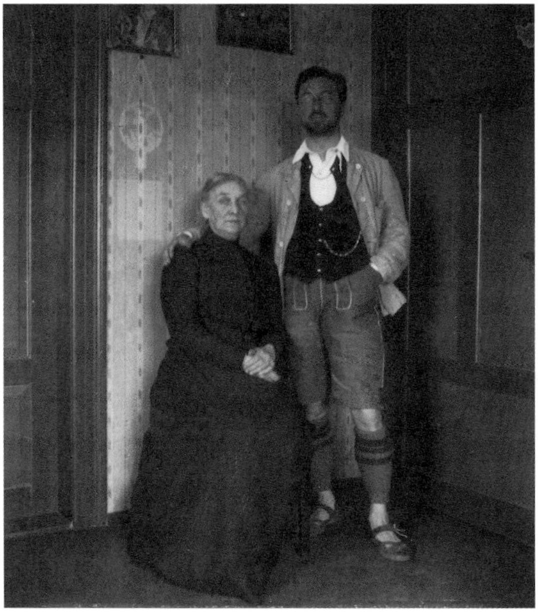

71 Kandinsky und seine Mutter in Murnau, 1913

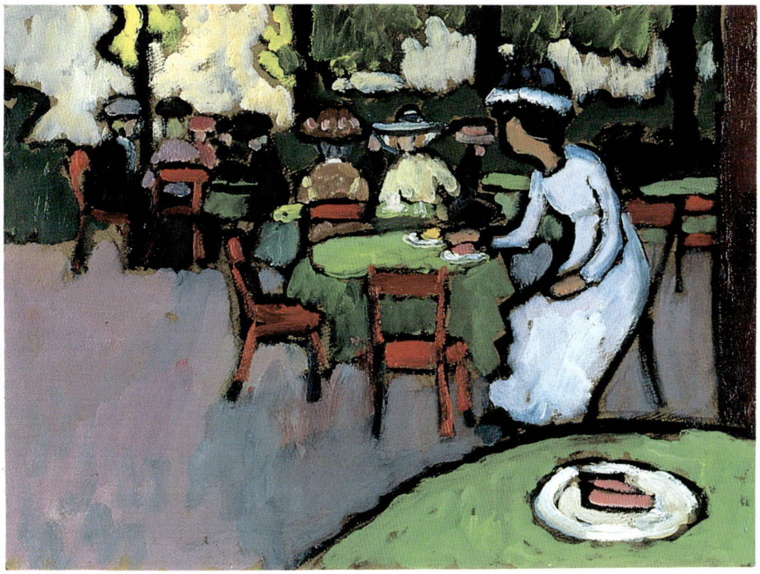

72 Gabriele Münter, Im Gartencafé, um 1912

zu begrüßen, sie klagt immer über die Gesundheit ihrer armen Mutter. [...] Mit Klee u. Stadlers ging ich schließlich heim nachdem ich zum Abendessen von Goltzens eingeladen wurde. Man muß nachfeiern u. die vielen übriggebliebenen Kuchen aufessen. [...] Finde noch keine Energie zum malen. Die Notizen aus Murn. vom Frühling sind nicht mehr deutlich genug in mir. Werde frisches sammeln müssen. Habe noch am meisten Lust zum faulenzen. Wie steht es da mit dem Krieg [dem russisch-türkischen Krieg]. Bitte gieb mir Preisverzeichn. deiner Collektion, od. sag, wo ich es hier finden kann. Und beantw. Frage ob ich dem Museumsdirektor hier den BR [den Almanach ›Der Blaue Reiter‹] schicken muß.

ODESSA, 11.10.1912
WASSILY KANDINSKY
AN GABRIELE MÜNTER

Mir geht's gut u. ich fühle mich sehr schön mit meinen Leuten. Ganze Tage zusammen u. strenge mich doch gar nicht an. Die Nichtchen verlangen von mir nichts, wollen nur durchaus neben mir sitzen, spielen aber selbständig od. erzählen Geschichten usw. Alles ist idyllisch im besten Sinne u. ich denke an nichts. [...] – Veranlasse bitte Piper, er möchte mir 5-6 Prospekte als Drucksache nach hier schicken. Und wenn die »Klänge« fertig sind [Kandinskys Gedicht- und Holzschnittband ›Klänge‹ im Piper-Verlag], 4 Exemplare *eingeschrieben.* Bitte schön!

Er antwortet auf ihre Berichte vom 10. Oktober. Bei dem ›Luxschen Kauf‹ hatte es sich darum gehandelt, daß Kandinsky dem offenbar unverschämten Josef Lux ein wichtiges Bild, die ›Improvisation 9‹, für eine Kaufprüfung zur Ansicht überlassen hatte und dieser das Bild für die Ausstellung bei Hans Goltz nicht mehr herausgab.

ODESSA, 14.10.1912
WASSILY KANDINSKY
AN GABRIELE MÜNTER

Ich freue mich sehr, daß Dr. Stadl[er] so nett zu dir ist u. daß du dich so gut mit ihm verträgst. Der Luxsche ›Kauf‹ scheint mir hier noch viel ferner und regt mich gar nicht mehr auf. Lassen wir ihn auf dem Bild sitzen. Eine *Art* Abmachung des Nichtausstellens haben wir tatsächlich getroffen. [...] Heute nach Diner bei Mutter habe ich humorist. Erzählungen vorgelesen u. wir haben alle viel gelacht. Herr Kosch. [Kandinskys Stiefvater] ist ungeschreiblich lieb und nett geworden. Er hat Tränen gelacht. Ich habe außerdem vieles aus m. Münchner Leben erzählt. Mein Herz fühlt sich gut u. warm hier und ruht von allen Strapatzen aus. Ich bin nur bange, daß ich zu fett werde. Tun tu' ich nixen. Nur ist im politischen Leben so viel quälendes. Ich versuche es nicht zu empfinden. Vom Krieg weißt du ja. [...] – Malen (ernst) wirst du noch? Gelt? Und dazu u. zu allem wünsche ich dir *viel* Kraft und Freude.

Münter hat sich indessen in den Streit mit J. Lux verbissen und diesem einen recht scharfen Brief geschrieben; daraufhin erhielt sie von Lux wohl eine ähnlich scharfe Antwort. Sie legt eine Abschrift ihres Briefes an Lux zu Kandinskys Information bei, bei dessen Abfassung ihr Dr. Anton Mayer, ein Freund des Hauses, geholfen hatte.

MÜNCHEN, 14.10.1912
GABRIELE MÜNTER AN
WASSILY KANDINSKY

Ich fürchte, heute kann ich dir wieder keine Freude machen mit meinem Brief. Hier ist die Antw. des Herrn Lux. [...] Luxchen kann schon Zähne zeigen u. aufs Leugnen kommts ihm auch nicht z'samm. Glaubst Du nun nicht, daß es jetzt an dir wäre, das, was ich geschrieben habe als wahr zu bestätigen. [...] Ich hoffe, Du bist mir nicht sehr böse u. denke auch, Du wirst über den Verlauf der Dinge nicht überrascht sein. [...] Wie geht es dir? [...] Vergißt Du mich so weit auch sehr? Ebenso, wie wenn du nah bist? Wirst du mir jetzt helfen? Vielleicht telegraphierst Du mir ob du mir hilfst – [...]. Nicht böse sein, gel?

Kandinsky antwortet mit verhaltenem, aber deutlichem Tadel auf Münters Handeln, berichtet ihr jedoch auch von seinen Gedanken und Aktivitäten in Rußland und schließt mit versöhnlichen Grüßen.

ODESSA, 18. 10. 1912
WASSILY KANDINSKY
AN GABRIELE MÜNTER

Ja! mit der Lux-Affaire willst du immer neue Kräfte zu deiner Unterstützung gewinnen. Der liebe Major mußte auch sein Hirn plagen. Der gute Mann! Der Brief ist gut geschrieben (hier u. da etwas zu viel »Temperament«) u. du tust mir sehr leid, da du dich noch immer aufregst u. Zeit u. tatsächlich Kräfte verlierst. Ich möchte gern dir das Vergnügen machen und ›ja‹ sagen. Ich kann es aber nicht. Die Geschichte habe ich meiner Mutter erzählt. Sie war auch empört u. sagte folgendes: ich hätte das Bild nicht abgeben sollen, jetzt aber ist es zu spät darauf zurückzukommen u. unschicklich: getan ist getan. Also genau wie Anja denkt.

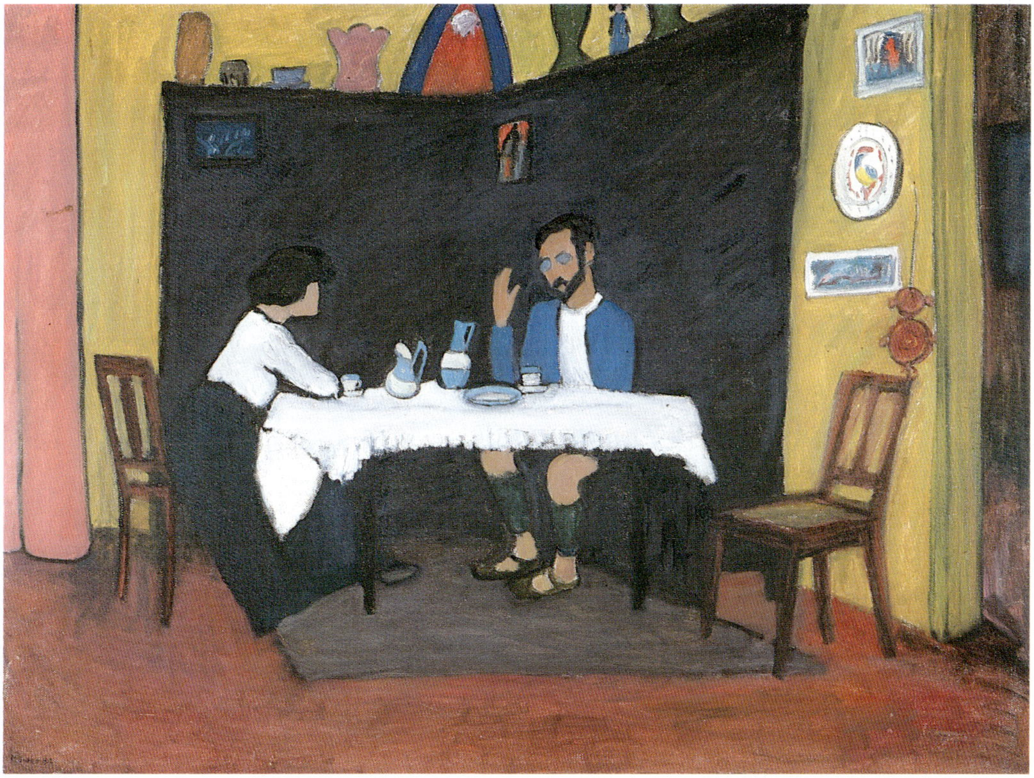

73 Gabriele Münter, Kandinsky und Erma Bossi am Tisch, 1912

In einem Brief am Folgetag bricht jedoch sein ganzer Unmut los.

ODESSA, 19.10.1912
WASSILY KANDINSKY
AN GABRIELE MÜNTER

Jetzt darf ich sagen: da haste Auguste. Spaß bei Seite – die Sache ist äußerst unangenehm. Lux hat in dem Punkte recht, daß es meine u. seine Angelegenheit ist u. daß entweder ich hier etwas zu sagen hätte od. niemand. [...] Wie sieht denn die ganze Sache aus! Ich habe dich ausdrücklich gebeten nicht zu schreiben. Lux hat äußerlich vollkommen da recht, deine Handlungsmotive zu missdeuten. [...] Du hast mir gründlich die Laune verdorben. D.h. es ist mir wegen dir *sehr* unangenehm. Mich persönlich verstimmt die Sache nicht. Du hast ohne meine Autorisation gehandelt und mußt jetzt allein die Folgen tragen. Ich habe dir deutlich gesagt, daß ich mich in solchen Angelegenheiten nicht einlassen werde. Und *ich kann es nicht.* Es ist mir widerwärtig. [...] Was hast du denn eigentlich von ihm erwartet? Daß er reuevoll das Bild zurückgibt? Oder es mir unter die Füße wirft? Er hat logisch und seinem Charakter entsprechend gehandelt. Meinem Charakter entspricht aber eine derartige Correspondenz nicht und hier muß ich auch logisch sein. Der Brief von Lux ist von Anfang bis zum letzten Wort gemein. Du hast ihn aber zu diesem Brief veranlaßt. [...] Wozu hast du so gehandelt? Der Gerechtigkeit wegen? So ist sie hier nicht zu erreichen. Wegen meiner Interessen? So wäre es in m. Interesse mir Ruhe zu gönnen u. nicht mich in Aufregung wegen dir zu stürzen. Ich fühlte mich so wohl u. heute laufe ich einen 1/2 Tag »mit Dorn im Herzen«. [...] Wie oft u. ausdrucksvoll ich dich gebeten habe, den Brief zu unterlassen! [...] Warum hast du es getan? Ich wünsche dir sehr einen kalten Blick von oben auf die ganze Affaire.

Viele Grüße Dein W

Am nächsten Morgen fügt er noch einen Nachsatz an, in dem er seine harten Worte wieder abmildert.

Du arme Ella, du tust mir sehr leid. Ich kann mich aber tatsächlich nicht einmischen. [...] Was das alles Kräfte, Nerven etc. kostet! Ich bitte dich sehr, sehr, lass jetzt die abscheuliche Geschichte ruhen.

Münter antwortet auf seine Anschuldigungen und verteidigt ihr Verhalten zunächst ausführlich, wobei sie unter anderem darauf besteht, zwar gewußt zu haben, daß Kandinsky keine Initiative ihrerseits ge-

wollt habe, er ihr aber ein diesbezügliches Versprechen nicht abgenommen hätte. Am Schluß des Briefes, in dem sie noch ein kurzes Antwortschreiben an Lux skizziert, lenkt sie etwas ein.

MÜNCHEN, 22.10.1912
GABRIELE MÜNTER AN
WASSILY KANDINSKY

Du schilst – Du hast recht – ich hab recht. Jeder von uns tat auf seine eigne Art. Du kennst ja wohl doch meine Art – wußtest und dachtest du nicht, wenn dir wirklich etwas daran lag, daß du mich gegen mich versichert hättest, wenn du mir das Versprechen abgenommen hättest. Du sagtest nur immer – bitte, thu es nicht – es führt zu nichts gutem u. ich sagte immer – ich garantiere für nichts – ich will es so nicht lassen. Wenn du mir energischer verboten hättest od. wenn es dir gelungen wäre, mir ein Versprechen abzunehmen so hätte ich auf den Vorschlag von Mayer hin – zu schreiben – nicht gleich meine ganze Resignation über Bord geworfen. Also – darin hast du schon lange nicht recht mir gegenüber – Du willst ganz in dir u. für dich leben u. denkst nicht daran, was ich brauche. Dir wäre es leichter dich mir anzupassen als umgekehrt – od. wenn du mir entgegenkämest so würde es auch mir leichter, für deine Art u. Geschmack zu leben. Hab' ich Recht? [...] Wenn Du also gesagt hast, du gäbst mir auf keinen Fall das Recht zu schreiben, so habe ich vergeßen. Es war wohl nicht so gesagt, daß ich es behalten konnte. Auch jetzt kann ich mich an diese Worte von dir nicht erinnern – ich weiß nur daß du sagtest, du möchtest es nicht. [...]

Also wenn du nicht magst [an Lux schreiben], macht nichts. Lux mag luxen. [...] Bist mir nimmer bös, gel? Soll ich dir denn verschweigen? Laß es dir nur nicht zu Herzen gehen! Für mich ist die Sache auch zieml. erledigt. Mußt nicht denken, daß ich noch mit Stadler viel drüber gesprochen habe. Ist mir schon viel zu langweilig.

Kandinsky berichtet Münter ausführlich über seine Befürchtungen wegen des russisch-türkischen Krieges, doch auch die ›Affaire Lux‹ zeigt noch immer ihre Nachwehen.

ODESSA, 26.10.1912
WASSILY KANDINSKY
AN GABRIELE MÜNTER

Vor deinem Brief mit neuen Excessen, die du anmeldest, habe ich etwas Angst. Ist es wieder Lux? »Bist du das wieder, Bunter Mensch?« Da wird mir anders! – [...] *Denk* nicht mehr an diese blödsinnige Geschichte. *Es lohnt sich nicht.* Ist es nicht wahr? Hat dir Lulu [Jawlensky] die Lebermedizin mitgeteilt? Giselas [Jawlensky und Werefkin] sind schon in München. Grüss bitte Fanny. U. nochmals liebe Grüße.

Dein W

Sie berichtet ihm u. a. von dem Besuch Herwarth Waldens bei ihr im Atelier.

MÜNCHEN, 28. 10. 1912
GABRIELE MÜNTER AN
WASSILY KANDINSKY

Samstag Nachmittag war Stadler bei mir um meine Sachen zu sehen – wir stritten ein bischen – er kukt ziemlich falsch – leider wurden wir unterbrochen durch Frau Marc. Sie war sehr nett. Marcs kamen abends z. Essen mit Walden. D. h. Walden war am Vormittag lange bei mir. Abends waren auch alle sehr nett. [...] Nun gestern, Sonntag Nachmittag war W.[alden] wieder lange bei mir u. ich habe ihm viel gezeigt. Er ist sehr nett u. gefällt mir gut – nur ein *bischen* süß ist er gegen mich – vielleicht denkt er es ist nötig mir gegenüber. Er lobte meine Sachen sehr – u. ehrlich – wenigstens sicher bis zu einem Grade. [...] Er sagte gelb habe er nie in solcher Vollendung gesehen, wie bei mir. Meine Persönlichkeit wäre für ihn übrigens dieses warme gelb. [...] *Es kommt Januar in den Sturm* u. er läßt es reisen u. zeigt sich riesig eifrig. Es sieht so aus, als wenn ich ihm sympatisch bin. [...] Samstag Ab. erzählte ich allen 3 die Luxgeschichte möglichst kurz. W. schwieg u. fragte nur nachher ob er nicht dies oder jenes machen könnte – ich lehnte alles ab. [...] Wollte sagen – auf Marc hat die Geschichte garkeinen Eindruck gemacht scheint's. Er sagte nur – da wärst du mächtig gutmütig gewesen – aber sprach gleich von seinen Rehen – ... [...] Also ich laße mich durch Walden vertreten. Goltz interessiert das doch weniger u. dann sind seine Launen unangenehm. Über dich soll er ja stöhnen, daß du seine Hinderung wärst! Es war vielleicht doch gefehlt, daß du zu ihm über Marc gesprochen hast. Nun spricht er zu Marc über dich. Auch was er für Gesichter machte als ich ihn um Auskunft bat, wie er sich das denkt mit Mü [Münters Bruder Carl, der damals aus Geldmangel sich dilettierend im Kunsthandel versuchen und bei Goltz als Volontär eintreten wollte], gefiel mir nicht sehr u. was er sagte – er war falsch. [...] – Wennste eben keine Zeit hast, kannste eben keine Briefe schreiben – das macht nichts. Nacha schreib aber alles, gel? Und denk auch derweil mal an mich! Viele liebe Grüße u. Wünsche

Deine Ella

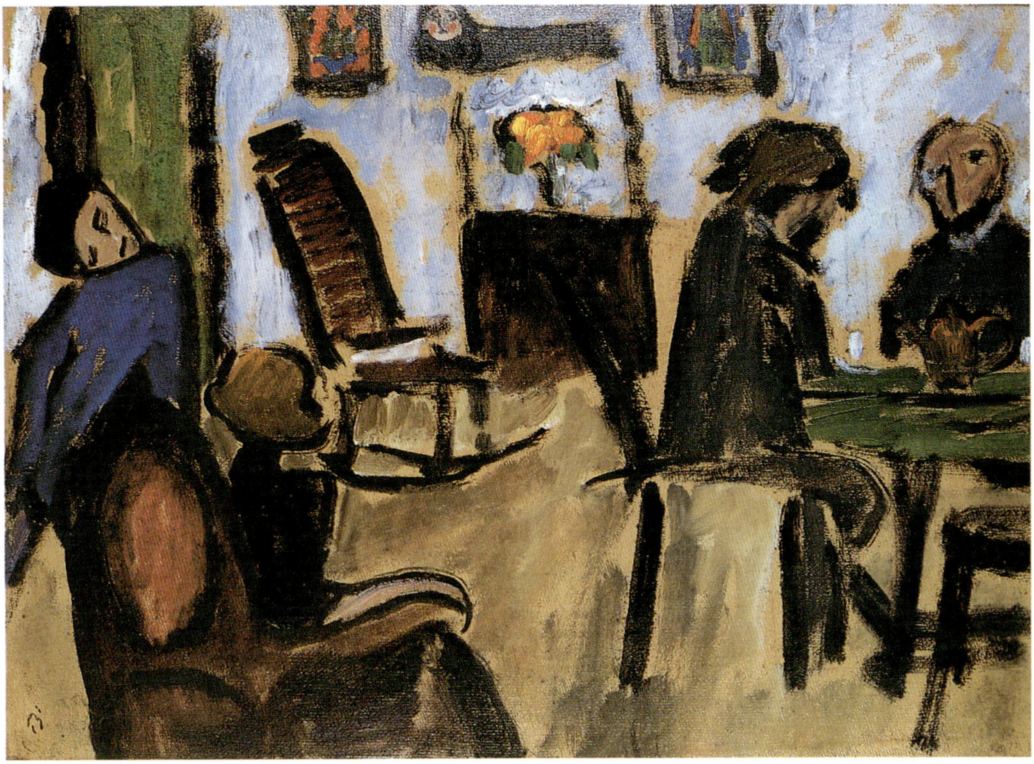

74 Gabriele Münter, Nach dem Tee I, 1912

In seinem nächsten Brief kommt Kandinsky Münter noch weiter entgegen und geht auch auf ihre Berichte über ›unverschämte‹ Rechnungen der NKVM, Marcs Kritik an seinen »Rückblicken« und das nach Münter zweifelhafte Verhalten des Galeristen Goltz ein.

ODESSA, 29. 10. 1912
WASSILY KANDINSKY
AN GABRIELE MÜNTER

Ich fühle mich sehr gut hier und werde immer fauler. Ich bin dir absolut nicht böse wegen Lux. Du hast auch recht: ich hätte es dir viel energischer sagen sollen. Du tatest mir aber immer leid, da du dich so aufregtest. – [...] Bezahl doch bitte die liebe N. K. V. M. Was soll man sich da die Hände verunreinigen im Streit mit solcher Bande? Ich weiß nicht mehr, worum es sich handelt. Der Eindruck ist aber, daß sie mit Unrecht verlangen. [...] – Marc darf mich natürlich kritisieren. Es ist mir aber gerade recht, daß die Leute statt ›Erklärung‹ einen biographischen Kwatsch im Katalog finden: »der ist aber eingebildet!« sagen sie sicher. Und da ich es nicht bin, so freut es mich.

ODESSA, 1.11.1912
WASSILY KANDINSKY
AN GABRIELE MÜNTER

Es freut mich sehr, daß Walden sich so lebhaft u. heiß für deine Kunst interessiert und daß die Collektion eine abgemachte Sache ist sowie die Tournee. Es ist sehr, sehr fein. [...] Marc hat mir nichts darüber geschrieben, was Goltz über mich sagt. Daß meine Bilder ihn im Verkauf schädigen werden, habe ich gewußt u. ihm oft gesagt. Trotzdem glaube ich nicht sehr, daß er direkt böse gesprochen hat. Also kriege ich sein Lokal nicht? Darüber weiß ich auch nichts. Du weißt, daß mich solche Sachen wenig kränken. Nimm auch du sowas ruhig, od. ruhiger: das hat wenig Bedeutung. [...] Ich fühle immer mehr, wie wenig das alles wichtig ist. Und wenn es unwichtig ist, so regt man sich am besten nicht auf. Und speziell in diesem Fall soll man nicht vergessen, daß beide Marcs den Goltz nicht gern haben – da erscheint alles schlimmer wie es ist. [...] Ich denke mit Freude an Moskau. Von hier fortzugehen, fällt mir aber nicht leicht. Gott weiß, wann ich wieder meine Leute sehe. Ich fühle mich hier immer ebenso gut, wenn nicht noch besser als im Anfang. Und Mutter u. ihr Mann werden sich arg einsam fühlen. [...] Vater geht wieder in sein Städtchen zurück. Die Trennung von mir wird ihm aber nicht leicht fallen. Als alle jünger waren, ging es leichter. Jetzt schmerzt das Herz ordentlich. [...] Es freut mich sehr, daß es dir gut geht u. daß du wenig Zeit zu langen Weile hast.

Wie schon häufiger, nimmt sie ihre ausführlichen kritischen Berichte an Kandinsky über tatsächliche oder angenommene Mißstimmigkeiten mit Bekannten oder Kollegen teilweise wieder zurück. Daneben schreibt sie über ihren Eindruck und das gemeinsame Hängen der ›Futuristen‹-Kollektion bei Thannhauser.

MÜNCHEN, 1.11.1912
GABRIELE MÜNTER AN
WASSILY KANDINSKY

Tag' Lieber! Wie gehts. Dienstag hab ich dir 15 [ihrer numerierten Post] – eine Karte geschrieben. Weil ich fürchtete, Goltz' Äußerung über dich wäre nicht ganz gut herausgekommen. du würdest es vielleicht tragisch nehmen. Ich meine aber, er ist doch ziemlich ordentlich. Daß Marcs ihn nicht ausstehen können u. darum leicht alles schlecht erklären u. auffassen wißen wir ja. Mittwoch Nachmittag waren wir – Marcs, Walden, Klee u. ich bei Giselas [Jawlensky und Werefkin]. [...] Danach forderte W. mich auf mit zu Thannh. zu kommen um was beim Tageslicht zu sehen – alle kamen mit. Ich empfahl mich bald. Das zweite mal wirkten die Sachen weniger gut. war wohl etwas suggeriert von der Begeisterung. Nun, also Dienstag Abd. ging ich zum Hängen. Klee, Marcs, Giselas waren da – begeistert! [...] Frau Klee kam auch zu Th.[annhauser] von ihrem Mann geholt u. Abd. gingen *alle* zum Capetquartett – ich wollte mit – habe mich aber, als bei Thannh. die Lichter angedreht wurden empfohlen u. war froh, den Abd mei Ruh zu haben. [...] Eben war Epstein hier. Ich hatte schlechte Nacht wegen Schnupfen. Er verlangt daß ich wenigstens morgen im Bett bleibe. zu Mahlzeiten darf ich aufstehen. Garnichts verordnet. Heisse Getränke.

MÜNCHEN, 6.11.1912
GABRIELE MÜNTER AN
WASSILY KANDINSKY

Mü [ihr Bruder Carl] wird nicht mehr lange hier bleiben. Wie Goltz sich benimmt ist mir ganz unbegreiflich. Hat überhaupt sich fast nicht in Gespräch eingelassen u. will Mü einfach nicht haben. [...] G. hatte ihm ja geschr.[ieben] er will ihn als Volontär anstellen – u. jetzt tut er so! Dabei bin ich *sicher*, daß Mü keine Taktlosigkeiten gemacht hat. Er benimmt sich sehr nett. Sieht gut aus – ganz tip top angezogen. G. hätte wenigstens vorher sagen sollen, »ich will nicht mehr – kommen Sie nicht«. Mü hatte ihm allerdings geschrieben, daß er sowieso n. Mnch. kommt. [...]
Vom Schönberg Concert war ich enttäuscht. [...] Marcs, Klees, Mayer Stadler ... [...] Ich ging heim, die anderen kneipen. [...] Laß dich nur nicht darauf ein, dem Goltz noch was zu bezahlen. Scheint wirklich ein schlimmer Jude u. Krämer zu sein.

Kandinsky ist unterdessen nach Moskau weitergereist.

MOSKAU, 11.11.1912
WASSILY KANDINSKY
AN GABRIELE MÜNTER

Eben ganz fein angekommen. [...] Hier d. Brief erhalten – vielen Dank. Dumme Geschichte mit Goltz – in allen Beziehungen. Ich will aber nicht vollkommen u. gleich allen diesen Zweifeln an G. usw. glauben. Wir wollen erst sehen, wie es weiter geht. Er hat scheint's etwas im Kopf, was wir nicht verstehen. Wenn es etwas unschönes ist – desto schlimmer! Aber nicht zu schnell definitiv urteilen! Ich freue mich sehr, daß du wieder ganz hergestellt bist. Sei nur *recht* vorsichtig besonders die erste Zeit.

Viele schöne Grüße! Grüß alle Anja u. Fanny.

Dein W.

Kandinsky schreibt von seiner Absicht, sein Haus in Moskau zu verkaufen und auf einem anderen Grundstück ein neues zu bauen.

MOSKAU, 12.11.1912
WASSILY KANDINSKY
AN GABRIELE MÜNTER

Ich wohne hier fein. 2 Fenster, durch die ich einen großen beschneiten Garten sehe, Riesenraben spazieren da herum – echt moskowisch. In der Tiefe des Gartens ein echt mosk. altes Haus – gelb mit 4 dicken Säulen. Ruhig u. still wie in Murnau. [...] Etwas anderes will ich aber sicher tun: mein Haus verkaufen u. ein neues großes bauen lassen. Morgen gehe ich zu Hartmann's Architekt – Tschelischeff – und rede mit ihm. 3 Wohnungen habe ich in diesem Haus schon vermietet: Abrikosoffs (2: alte u. junge) u. eine an Frau Tschemiakin [Anjas Mutter]. Morgen bespreche ich ernst u. gründlich das Finanzielle. [...]

Zwischen dem 6. und 26. November sind keine Briefe Münters erhalten. Es muß sie jedoch gegeben haben, wie man an ihrer eigenen Numerierung und den Antworten Kandinskys feststellen kann. U. a. ging es in ihnen offenbar um Berichte über Ärger mit dem Verleger Piper und dem Galeristen Goltz.

MOSKAU, 16.11.1912
WASSILY KANDINSKY
AN GABRIELE MÜNTER

Ich danke dir vielmals für deine lieben Sorgen u. Berichte, liebe Ella. Angenehm sind die Berichte natürlich nicht (was will der stumpfe Direktor?), es ist aber doch viel besser, wenn ich weiß, wie es steht. [...] Das neue Haus soll 200 T. R. kosten und mein Einkommen wird sich leicht verdoppeln. [...] Dieses Mal empfinde ich Moskau ruhiger (ich bin nicht toll), sauge es aber doch stark ein u. ... vibriere beinahe ununterbrochen. Ich fühle mich hier sehr zu Hause u. die Gegensätze sind mir unendlich verwandt. Ich sehne mich aber an die Arbeit, *meine* Arbeit, Malerei u. will dafür meine volle stille Ruhe haben. [...] Sei gesund, munter u. vor allem laß dich nicht kränken wegen nicht sehr wichtiger Sachen. Viele liebe Grüße. dein W.

In ihren nächsten Briefen muß Münter sich beklagt haben, er schreibe ihr zu ›äußerliche‹ Briefe bzw. Berichte, eine Klage, die sie auch seinen inhaltsreichen Moskauer Briefen von 1910 gegenüber erhoben hatte. Mehrfach hatte sie ihm vorgeworfen, er ginge nicht auf ihre Briefe ein. Für einen Außenstehenden ist dies nicht nachvollziehbar, vielmehr geht Kandinsky in der Regel mit gezielten Kommentaren auf ihre Schilderungen oder Fragen ein, während Münter wenig Anteilnahme an seinen russischen Berichten erkennen läßt. Kandinsky antwortet auf ihre Vorwürfe.

Deine 2 letzten Briefe (d. h. eine Karte 1 Brief) haben mir wehgetan. Es tut mir furchtbar leid, daß du mich mißverstehst, liebe

Ella. Du fühlst dich beleidigt od. »mißhandelt« in Fällen u. zu Zeiten, wo keine Spur von solchen Gefühlen in dir sein sollte. Du sagst »geschäftl. Verkehr« und hast vollkommen unrecht. Du solltest doch wissen, wie heiß ich wünsche dich zufrieden zu sehen, dich in geistiger Wärme zu fühlen. [...] Bitte laß doch deine Zweifel ruhen u. denk nicht, daß ich ein Tisch bin od. dich für einen Stuhl halte. Wenn ich wenig von mir erzähle u. nur das »geschäftliche« würdige, so will ich nur, daß du mein äußeres Leben kennst. Das innere bleibt unverändert: in Odessa fühlte ich wie meine Leute mir nahe sind, hier sauge ich Moskau ein, erlebe intensiv innen dieselben Gefühle, trage dieselben Qualen, Zweifel mit mir herum u. versuche so viel wichtiges zu erreichen, wie es möglich ist. Meine Aufgabe war, so viel wie irgendwie erreichbar Freiheit bei den Künstlern hier zu säen u. das Band zwischen Rußland u. Deutschland zu stärken. Was meine persönl. Aufgaben anbelangt, so will ich die Bauaffaire so weit, wie möglich bringen. Was mein Herz anlangt, so will ich die Stadt erleben, die Leute die ich gern habe genießen. Jede Stunde ist deshalb verteilt u. doch habe ich noch vieles u. viele nicht gesehen. Auch den Kreml nur von weitem! [...] Sei mir auch nicht böse, daß ich deinen Holzschnitt nicht erwähnt habe (*wenn nicht*). Es war glaube ich die letzten Tage in Odessa. Er hat mir aber beinahe tadellos gefallen u. mir viel Freude gemacht. Hast du auch noch andere geschnitten? Du wolltest doch und fingst an. [...] Also gute Nacht, schlaf wohl u. erwache vernünftig, munter, sorgenlos und zu allen gut! Gelt? Viele, viele herzliche Grüße. Dein W

MOSKAU, 25.11.1912
WASSILY KANDINSKY
AN GABRIELE MÜNTER

Liebe Ella, danke vielmals für den Brief 27 (erhalten gestern) u. die auf deiner Liste stehenden. [...] Auch die Holzschnitte, die mir sehr gut gefallen, besonders der erste (Dame, Hunde) u. die Fuhren mit Erde. Hast du die Stöcke schon an Walden geschickt? Die Holzschnitte erscheinen doch zur Zeit deiner Ausstellung in Berlin? Das mit Schmidt [dem Kunsthistoriker Paul Ferdinand Schmidt] ist dumm! D.h. es tut mir furchbar leid, daß die Frage compliziert ist u. du nicht einfach das ausstellen kannst. [...]

Viele herzliche Grüße u. Wünsche. Liebschaften habe ich nicht gehabt. Ich bin nur manchmal sehr traurig.

Dein W

U. zerstreut bin ich auch – fieshaft!

Nach dem vorläufigen Ende der ›Lux-Affaire‹ beschäftigt sich Münter nun intensiv mit vermeintlichen oder tatsächlichen Schwierigkeiten mit dem Galeristen Hans Goltz.

MÜNCHEN, 26. 11. 1912
GABRIELE MÜNTER AN
WASSILY KANDINSKY

Der ganze Vormittag vergeht in Kopfzerbrechen u. Briefbogen zerreissen. Überlegen: *ob* ich an Goltz schreiben soll u. ihm eine Unterredung anbieten *od. nicht* – u. wie, u. was schreiben. Aber, nachdem es klar ist, daß G. ganz frei ist von jedem Idealismus u. er sich um *niemanden* kümmert u. bes. auch nicht um uns u. unser Verhältnis zu ihm so glaube ich – es ist unangebracht u. nachdem er nicht selbst eine Unterredung sucht kann ich ihm keine anbieten. Mit einem Brief war ich schon am Kasten – warf ihn aber doch nicht ein, weil ich zweifelte u. nachher hab ich noch 3 od. 4 mal geschr. u. wieder verworfen – ich fürchte eben es wird doch nur misverstanden, wenn ich die Hand reiche u. da der Mann unaufrichtig ist kann ich es nicht ändern. [...] Anja erzählte mir sogar, daß du gemeint hast, Goltz macht das Geschäft aus Idealismus!! So dumm war ich doch nie – außerdem widerspricht ja eine solche Annahme ganz G's eigenen Worten. [...] Also wirklich ist der ganze Vormittag u. jetzt Nachmittag darüber hingegangen, was ich machen muß u. wie ich dem Mann erklären soll, daß er versteht, was recht ist – aber –

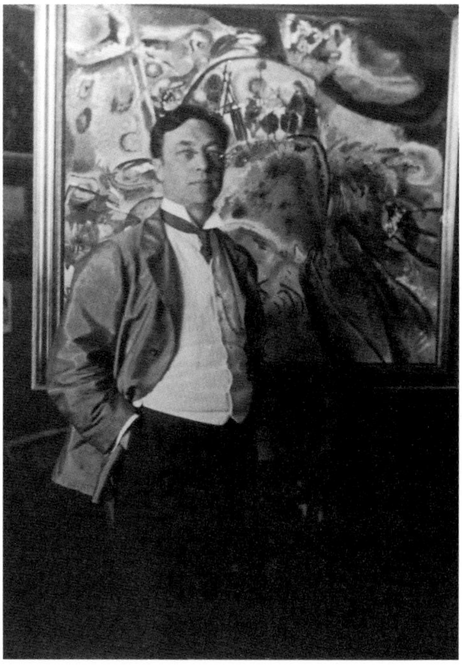

75 Kandinsky vor seinem Gemälde ›Kleine Freuden‹, 1913

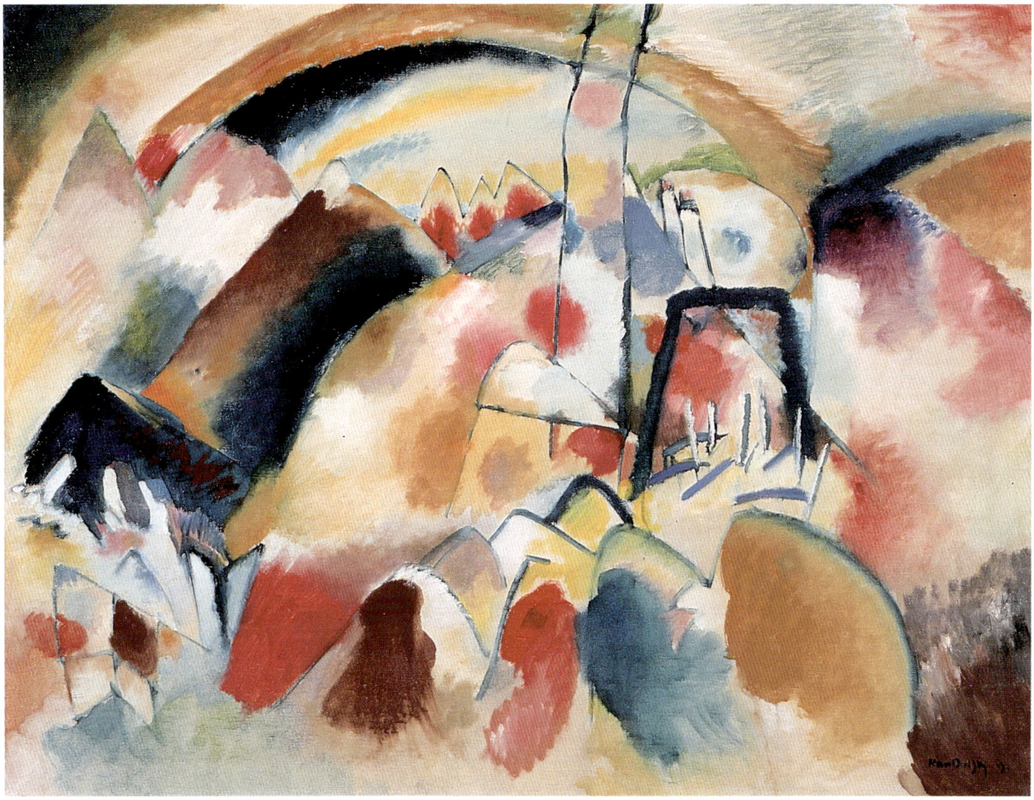

76 Wassily Kandinsky, Landschaft mit rotem Fleck, 1913

bin zum Schluß gekommen, daß Gauner kein Recht verstehen u. daß man einfach drauf pfeifen muß. Und du mußt dich eben auch damit abfinden. – Daß wir immer die Menschen überschätzen u. uns die Finger dran verbrennen müssen! Diese Freundlichthuerei von der Frau Goltz! Und was steckt dahinter? [...] Wenn Du nur aufpaßt, wie es wird mit der Grenze. Od. hast du nicht viel Lust zurück zu kommen. Ich fühle mich ohne dich einsam u. bin unruhig um dich – u. weiß, daß ich mich mit dir ebenso einsam fühle. [...]

Also was ich noch sagen will – es sieht so aus, als wenn G.[oltz] etwas gegen mich hat. Nun – wie selbstkritisch ich bin, weißt du ja u. ich kann dir versichern, daß ich nichts unrechtes gemacht habe u. nichts, was mir ein halbwegs vernünftiger Mensch übelnehmen kann. Da die meisten Menschen aber nicht halbwegs vernünftig sind – dafür aber dumm u. eingebildet, so können sie alles übelnehmen. Da kennt man sich nicht aus. Jedenfalls hat mir die Art u. Weise des Herrn G. schon falsch geschienen vor Eröffnung der N.K. [Galerie ›Neue Kunst‹]. [...] Die Marcs hatten da die feinere Nase. Wenn ich dem G. nicht gesagt hätte, daß ich ihm nichts mehr geben kann [wegen Übertragung ihrer Bilder an Herwarth Walden], wäre er anders. Nun – es genügt. Leider weiß ich nichts weiter besseres zu schr.[eiben]. Und dies alles betrifft dich mit – du mußt es wissen. Ich möchte mal raus aus den Geschichten. Herzliche Grüße für dich deine Ella.

MOSKAU, 27.11.1912
WASSILY KANDINSKY
AN GABRIELE MÜNTER

Dank der unsicheren politischen Lage (ev. Krieg) muß meine Hausangelegenheit verschoben werden. [...] Also kann ich *nicht* reisen, wann ich will, wie du denkst. In punkt zwei Wochen hoffe ich aber sehr abreisen zu können. Ich bin wirklich sehr müde von Erlebnissen u. sehne mich nach dem stillen Heim. Hoffentlich wird es auch still. – Verkauf doch deine Sachen, wo du kannst. Und denk nicht an große Preise. [...] Gestern habe ich die Vernissage der hießigen »Sezession« mitgemacht. [...] Am liebsten habe ich doch Lentuloff u. seine Frau, d.h. also Menschen. Und ebenso D. Burljuk den ich doch als Künstler wirklich schätze. Er, Larionoff u. Gontscharowa lassen dich vielmals grüßen. Die beiden haben viel Schönes u. sind lebendige Geister.

MOSKAU, 29.11.1912
WASSILY KANDINSKY
AN GABRIELE MÜNTER

Heute 30 angekommen. Ich danke dir sehr. Natürlich sind mir alle diese Nachrichten nicht langweilig u. ich muß alle Vorgänge kennen. Ich hoffe, daß du an G.[oltz] nicht geschrieben hast. [...] Natürlich habe ich nie gemeint, daß G. aus Idealen Zwekken die N.K. [›Neue Kunst‹] gegründet hat. Ich hielt ihn nur für sehr anständig u. den idealen Zwecken (so viel sie ziemlich von selbst mitspielen) nicht fremd. Es ist sehr möglich, daß seine neue Stimmung teilweise durch das Marcsche Benehmen u. Einfluß der V.K.V.M. verursacht wurde. Es ist aber vollkommen wurst, woher sie kam u. wie sie heute aussieht. [...] Was mich anbelangt, so bleibe ich jetzt kaltblütig: das sind doch alles lauter Nebensächlichkeiten. Damit soll man nicht viel Zeit u. Kraft verlieren. [...] Das heißt nicht, daß ich mich von allen Menschen abwenden will. Ich ziehe auch neue Täuschungen und Enttäuschungen vor, als ständige Kälte u. Mistrauen. [...] Tschuschkin [der russische Sammler] kauft bei mir nichts. – Er ist noch sehr weit von solchen Ideen. Nur ein großer Erfolg in Paris könnte ihn dazu bewegen, meine ich. Woher aber diesen Erfolg nehmen. Und schließlich ist das auch wurst. Es tut mir sehr leid, daß ich überhaupt an solche Sachen denken *kann.*

MÜNCHEN, 29. 11. 1912
GABRIELE MÜNTER AN
WASSILY KANDINSKY

In diesem Brief kommt Münter u. a. noch einmal auf die von ihr vor Wochen kolportierte kritische Bemerkung von Goltz über Kandinsky zurück und warnt ihn davor, seine Einzelausstellung aus dem Berliner ›Sturm‹ an Goltz zu geben, der darüber mit Herwarth Walden in Verhandlungen steht. Es ist ihr letzter erhaltener Brief aus dem Jahr 1912 an Kandinsky.

Von Goltz meint er [Franz Marc], würden wir alle weggehen aber *er thut nichts u. wartet auf dich.* – er sagt – er u. Walden würden deine Collektion schon hier gut unterbringen. G. hat also zu ihm gesagt: (*früher* – ich weiß nicht, ob du den Brief von Marc in dem er es dir schreibt, bekommen hast) Kandinsky wäre ihm das Blei am Fuß – dann einmal, daß es mit Münters Kunst nichts wäre – niemand mag es – dann jetzt: mit Frl. Münter wäre er fertig, nachdem sie gesagt hat »es wäre nur ein Verkaufsladen«. – Nun, mein Gewissen G. gegenüber ist rein. [...] Also man sieht, er sucht etwas, um Feindschaft mit uns zu bekommen.

Und ich darf wohl hoffen, daß du auch mit ihm fertig bist u. jedenfalls ihm deine Coll. nicht giebst. [...]

Wenn G. nur nicht deine Mitteilungen über unsere Unzufriedenheit mit Marc in gemeiner Weise benutzt, wenn M. sich für uns einsetzt. Vielleicht wird er es versuchen – aber M. macht sich nichts draus – ich denke, daß er es verstehen wird u. es macht übrigens nichts, da du ja dasselbe gesagt hast, wie zu ihm selbst. [...] Wenn du doch etwas froher sein könntest, wenn Du doch versuchen wolltest, mit dem Leben – dem Augenblick dich besser zu stellen! Und auch wieder zu mir zu sein wie früher.

Viele Grüße! Deine Ella

Eben fällt mir ein, Marc war auch bei Piper – bei dem scheint auch nicht viel zu wollen zu sein. Schone dich! Und zerreiß dich nicht für die Anderen.

MOSKAU, 2. 12. 1912
WASSILY KANDINSKY
AN GABRIELE MÜNTER

Er gesteht ihr das Recht zu, gegen die Übernahme seiner Berliner Einzelausstellung durch Hans Goltz Partei zu ergreifen.

Ich danke dir vielmals für 32, liebe Ella. Ich glaube vollkommen, daß nicht der »Haß« zu G.[oltz], sondern sichere Überzeugung dich zwingt gegen m. Coll. bei G. zu sprechen. [...] Natürlich kann ich gut mit der Münchn. Collektion warten. [...] Jedenfalls keine Eile! Schluß machen kann man mit wenigen Worten. Es tut mir hauptsächlich um dich leid, daß wir wieder eine Stütze verlieren.

In mehreren folgenden Postkarten bittet Kandinsky Münter, ihre Nerven und Kraft zu sparen und nicht übereilt zu handeln. So schreibt er u.a. am 4. 12.:
Mit deiner Haltung zu G. vollkommen einverstanden. Ich muß die Lage unbedingt selbst prüfen. *Eine Woche später heißt es:* Danke vielmals für 35! Die Beziehungen mit Menschen sind eine schwere oft eklige Last. Viel Mut muß man haben um nicht wieder auf den »Turm« zu flüchten. Ich nehme aber alles ruhig. *Schließlich schreibt Kandinsky zur Ausräumung der Mißstimmungen und Klärung der Finanzen selbst einen Brief an den Galeristen Goltz.*

Dies ist der letzte erhaltene Brief von Kandinsky an Gabriele Münter von 1912, bevor er Mitte Dezember von Moskau über Berlin wieder nach München reist.

MOSKAU, 8.12.1912
WASSILY KANDINSKY
AN GABRIELE MÜNTER

Deine Gründe verstehe ich sehr gut u. du hast recht. Du mußt aber bedenken, daß stets beide Seiten recht haben. Also auch ich. [...] Ich möchte gern, daß jeder für seine Rechnung handelt u. den anderen nicht zwingt. Die »Parteien« haben gute Eigenschaften, aber in manchen Fällen mehr schlechte. Die Menschen, die innerlich die Parteimeierei überstanden haben, sollen sich von ihr befreien. Und zu diesen Menschen gehören wir schon teils u. werden hoffentlich nicht eingemachte Conserven bleiben, sondern bis zum Grab fortschreiten. [...] Nein, ich will diese Geschichten nicht mehr u. will menschlich leben. Dabei will ich auch anderen das Lebensrecht gönnen. Es ist sehr gut, daß du mir alles schreibst u. schimpfst. *Hören* muß man alles, aber handeln ... nach eigenem Herz. Dann kommt Friede.

[...] Ich eile zum Diner u. grüße dich herzlichst vielmals. Sei brav, ›liberal‹, klug u. nett. Gelt! und gesund u. gut.

Dein W

Im Juli 1913, als Kandinsky erneut über Berlin nach Rußland fährt und dabei Herwarth Walden aufsucht, setzt die Korrespondenz wieder ein. Münter macht erst kurze Zeit später ihre endgültigen Pläne für den Sommer und reist etwa eine Woche darauf zunächst nach Berlin, dann weiter nach Herford und Bonn zu Verwandtenbesuchen. Leider sind aus diesem Zeitraum nur 5 Briefe und Karten Gabriele Münters erhalten, während aus den 27 Schriftstücken Kandinskys hervorgeht, daß der Briefwechsel regelmäßig geführt wurde. Zahlreiche Briefe Kandinskys handeln detailliert von den Planungen und der Finanzierung seines neuen Hauses in Moskau und den Plänen für die große Ausstellung des ›Ersten Deutschen Herbstsalons‹ in Herwarth Waldens ›Sturm‹-Galerie. Ferner von der geplanten Übersetzung seiner Schrift ›Über das Geistige in der Kunst‹ ins Englische und Russische, für die Kandinsky Münter um manchen Botengang und die Beschaffung von Photos bittet, von ihrer Abschrift eines seiner Manuskripte, die zum ›Herbstsalon‹ fertig werden sollte, von neuen Bilderverkäufen an den Holländer Beffie etc. Die Korrespondenz ist jetzt tatsächlich »geschäftlicher« als in den vergangenen Jahren und läßt auch größere zeitliche Abstände zwischen den Briefen erkennen.

BERLIN, 6.7.1913
WASSILY KANDINSKY
AN GABRIELE MÜNTER

L. E. schon viel erlebt. Ich komme erst jetzt zur Karte – gegen 6 Nachmittag. Bin bei W.[alden] im Büro. Besprochen schon alles u. auch über m. Stil geredet [damit sind Berichte Münters gemeint, Walden hätte Kandinskys Schreibstil in der deutschen Sprache kritisiert]. Die Vorwürfe W's sind nicht so schlimm. Deine Ausstellung in Barmen will er besorgen u. ist des Erfolges sicher.

MÜNCHEN, 8.7.1913
GABRIELE MÜNTER AN
WASSILY KANDINSKY

Mein Lieber, ich danke dir vielmals für alle lieben Karten. Ich freute mich sehr über die erste aus Sturm bureau, die schon gestern Nachmittag ankam – u. über alle andren. Schreiben

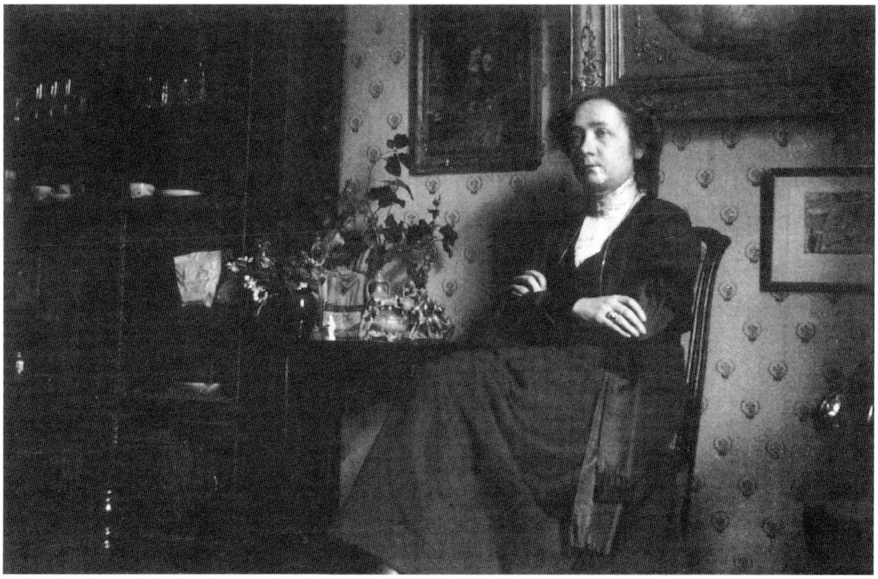

77 Gabriele Münter am 12. April 1913 in der Ainmillerstraße

wollte ich dir auch schon immer, hatte aber keine Kräfte u. verschob es immer weiter – hab darum aber doch nicht wenig an dich gedacht u. wünschte zu schreiben. Jetzt ordentlichen Bericht: [...]

Sonntag Mittag bei Anja. dann begleitete sie mich heim, da ich vorzog heimzugehen – es war mir nicht gut. [...] Sie [Anja] fing heute auch wieder – ebenso, wie als du voriges mal verreist warst, selbst davon an, wir sollten doch so schnell wie möglich heiraten. [...] Ich habe noch immer gemeint vielleicht hast du doch gute Gründe gegen das Heiraten – u. wenn du sie mir sagtest, so würde ich vielleicht einverstanden sein, wie immer. Aber jetzt scheint mir wieder – im Grunde ist es nur eine Form, die durch unser Leben bedingt wird u. wenn sie auch lästig ist – es ist doch richtig da wir nun einmal in solchen Zuständen u. unter solchen Menschen leben, daß wir diese Form mitmachen – wenn auch spät. A. Mayer war Sonntag um 6 da u. ich schlug ihm ein Schnipchen am Fenster. Er zog enttäuscht ab. Nachts schlief ich schlecht fühlte mich aber verhältnismäßig gut am Montag, so daß ich Stadler mit Dr. Dery u. Frau empfangen konnte Vormittag. [...]

Also was sagt W.[alden] denn, *warum* er deine Bücher nicht anzeigt, wenn seine Vorwürfe [wegen Kandinskys Schreibstil im Deutschen] nicht schlimm sind?

MOSKAU, 10.7.1913
WASSILY KANDINSKY
AN GABRIELE MÜNTER

Gestern war ich also in »Wass.« [Wassilievskoje, dem Landgut von Anjas Schwester und Schwager Abrikosoff in Achtyrka bei Moskau] bis 9 Uhr abend. Es war wunderschön. Abrik. erweitert seinen Park, hat einen ganzen See geschaffen, aus einem sehr kleinen Fluss. Wir haben viel von der Vergangenheit gesprochen, viel spaziert, nicht minder gegessen. [...] Gealtert [Vater] ist er schon: im Gehen u. Bewegungen noch langsamer, die Augen schwächer, aber sonst brav u. sehr, sehr nett. Ich habe ihn in's Hotel gebracht, später mit ihm dejeuniert u. bin jetzt auf einen Sprung zu Hause. [...] Mittwoch soll es mit der offiz. Form meines Kaufes (Grundstück) anfangen, was 2 od. 3 Wochen dauern kann! [...] Auch hier in diesem Stadtviertel werden die Terrains immer seltener u. teurer. Und meines ist gut. Es steht jetzt ein altes graues Holzhäuschen da (doppelt so groß wie wir in Murnau haben) und ein schattiger Garten mit alten Buchen dazu. Im Garten noch ein Gebäude (Remise). Ein Baum soll gerettet werden. Die übrigen fallen meiner Geldgierde zum Opfer. – Viele herzliche Grüße. Sei gesund u. vergnügt. Schönen Gruß an Fanny

Dein W.

Was machst du? Willst du reisen? Od. bist du auch ohnehin fleissig?

17.7.1913
WASSILY KANDINSKY
AN GABRIELE MÜNTER

Also heute nur geschäftlich. Warum Walden meine Bücher verschweigt, habe ich nicht gefragt. Ich hatte den Eindruck, daß er mir gegenüber seine Urteile in eine mildere Form kleidete. Ich fand es unpolitisch (resp. unzart), ihn zur »Empfehlung« zu zwingen. Diese Frage kannst ev. du berühren, wenn du ihn in Berlin siehst. Ich finde außerdem diese Angelegenheit nicht wichtig. [...] Soll ich jetzt nach *Berlin* schreiben? Viele herzliche Grüße u. schönen Dank für die ausführlichen Briefe. Schöne, angenehme Reise u. viel feinen und nützlichen Erfolg.

Dein W.

MOSKAU, 24.7.1913
WASSILY KANDINSKY
AN GABRIELE MÜNTER

Hier vergeht die Zeit unglaublich schnell. Ich mache eigentlich nicht viel. Und doch – kaum beginnt der Tag, ist es wieder Nacht. Auf dem Land ist es ähnlich wie in Murnau: wenn ich nicht draußen, im Freien bin, so will ich heraus. Abrik.[osoff] selbst ist jeden Augenblick bereit mit mir im Park, im Feld u. Wald herumzulaufen. Auch die übrigen spazieren oft.

Sie ist unterdessen von Berlin weiter nach Herford zu ihren Verwandten, der Familie Busse, gefahren.

HERFORD, 9.8.1913
GABRIELE MÜNTER AN
WASSILY KANDINSKY

Heute wollte ich nach Thee Frl. Busse malen thue es aber nicht, weil zu müde. Einmal habe ich an deinem Manuskript geschrieben seit ich hier bin. Einmal waren wir bei Tante zu Pickert eingeladen abends – den Tag waren wir in Lemgo (Frl. Busse u. ich) eine alte Stadt, die sich in ihrer Art neben Hildesheim u. Rothenburg sehen laßen kann. Habe viele Karten gekauft u. photographiert. Leider schien immer nur für Augenblicke die Sonne – u. die verpaßte ich immer gerade. [...] Habe auch Straßen gezeichnet u. möchte etwas davon malen. [...] Heute, da ich keine Lust habe mich mit Malen anzustrengen werde ich wieder abschreiben [Kandinskys Manuskript]. [...] Es regnete den ganzen Tag u. ich wollte nur schlafen – jetzt kommt die Abendsonne noch heraus u. ich werde mich durch einen Spaziergang aufwecken.

Münter ist inzwischen nach Bonn zu ihrem Bruder Carl und ihrer Schwägerin Mary gereist.

MOSKAU, 21.8.1913
WASSILY KANDINSKY
AN GABRIELE MÜNTER

Hier sind Hartmanns u. morgen ist sein Concert. Gestern war Probe. Sehr interessant u. er war fein! Benahm sich klug, höflich u. bestimmt. Es geht beiden gut. Ihre Stimme finde ich wieder innerlicher. Sie grüßen dich herzlichst u. er läßt sagen, du sollst *jeden Tag* arbeiten, ob du Lust hast od. nicht. Nur auf diese Art, meint er, kann sich auch die innerliche Entwicklung vollziehen. [...] Heute fühle ich mich müde u. nervös u. habe Sehnsucht nach Ruhe und ... Arbeit. Viele herzliche Grüße, liebe Ella. Sei munter, gesund, fleissig.

Dein W

Kandinsky hatte ihr geschrieben, er führe Ende des Monats noch für ca. zwei Tage nach Petersburg, und reise dann zwischen dem 3. und 5. September über Berlin wieder nach München.

BONN, 23.8.1913
GABRIELE MÜNTER AN
WASSILY KANDINSKY

Ich bin traurig, daß du nie das Bedürfnis hast, mich an deinen Erlebnissen dort teilnehmen zu lassen durch ausführliche Nachrichten. Es ist kein gutes Zeichen. auch ist es kein gutes Zeichen, daß du den Aufenthalt noch verlängerst.

Jede freie Minute versuche ich an deinem Manuskript zu schreiben – das sehr lang ist – aber ob ich es verantworten kann, es in dieser Form in den Druck zu geben muß ich erst entschei-

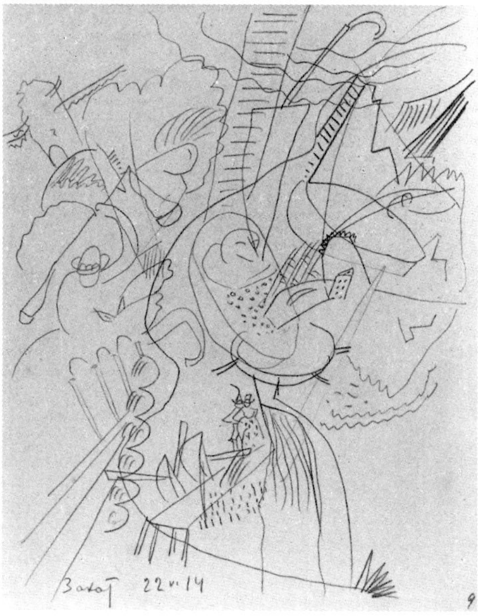

78 Wassily Kandinsky, Entwurf zu ›Improvisation Klamm‹, 1914

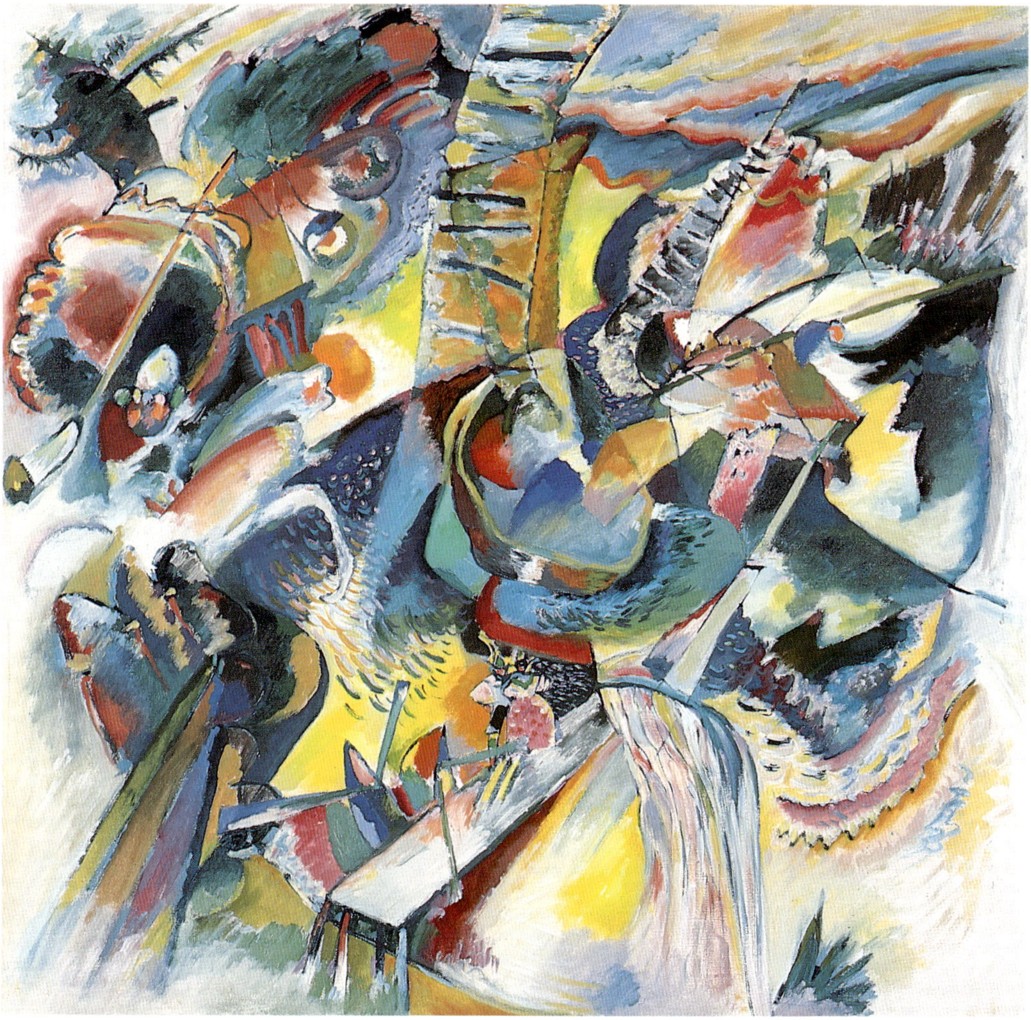

79 Wassily Kandinsky, Improvisation Klamm, 1914

den, nachdem ich es mir noch einmal gründlich vorgenommen habe. Deine Verspätung macht sein Erscheinen zum Herbstsalon jedenfalls zweifelhaft.

Ich möchte dich auch nochmal dran erinnern, doch die nötigen Papiere zur Trauung zu besorgen solange du selbst dort bist [in Petersburg]. Ich sagte dir auch schon wiederholt, daß es mir unangenehm ist, daß *du* nur auf der Adr. »Frau Münter« schreibst. Ich habe das *nur* gern als Anrede im Gespräch von Leuten, die mir dadurch ihre Achtung zeigen wollen – von »guten Bekannten« die höflich sind. Wenn du selbst u. schon lange auf die Idee gekommen wärst würde ich das auch von dir anders

u. angenehmer empfinden können. Jedenfalls ist es nur an dir, mir ein Recht auf den Titel zu geben. Ich bin hier nervös u. unruhig u. will darum Mitte nächster Woche nach Hause fahren u. dich da erwarten. Ich laße sie hier bei der Meinung, daß ich Ende des Monats dort sein muß. Weiter kann ich heute nichts mehr schreiben.

BONN, 25.8.1913
GABRIELE MÜNTER AN
WASSILY KANDINSKY

Mein lieber Wassja – ich will dir schnell noch einmal nach Moskau schreiben um auch den Eindruck vom letzten Brief etwas aufzubessern. Ich hatte Heimweh u. mich darauf gefreut endlich auch einmal wieder mit dir zu sein u. zu reisen mit dir – u. da verschiebst du dein Kommen noch länger u. mir wird wieder gegenwärtig – wie du die letzten Jahre immer gegen mich warst – unaufmerksam, lieblos u. ungerecht – u. wegen den Photos mußte ich dir schreiben – ich fühlte mich sehr schlecht weil ich daran dachte, wie die letzten Jahre gewesen sind. Ich will nicht dran denken. [...]

Auf Berlin mit dir hatte ich mich ja gefreut. Anja schrieb mir, sie glaubt kaum, daß wir noch hingehen [auf die Eröffnung des ›Ersten Deutschen Herbstsalon‹ am 18. September 1913]. Wenn wir da nicht zusammen wohnen können u. wegen der Anmeldung vor der Polizei Angst haben müssen daß ich als Frl. reisen muß verzichte ich auch schliesslich lieber – So wie in Sindelsdorf mag ich es nimmer – ich will dann mit dir zusammen sein. Allein rumgereist bin ich jetzt genug.

MOSKAU, 28.8.1913
WASSILY KANDINSKY
AN GABRIELE MÜNTER

L. E. Vielen Dank für Brief u. Karte aus Bonn (mit Schimpfen). Montag reise ich bestimmt (heute Donnerstag) u. hoffe nächsten Sonntag od. Montag in Mchen zu sein mit dem Morgenzug. Werde noch Nachricht von Berlin geben. Ich bin müde u. verbraucht. Muß aber unbedingt sehr wichtiges erledigen. Herzl. Grüße!

Dein W

Ostern 1914 verbringt Kandinsky mit seiner Mutter und russischen Verwandten ab dem 9. April eine gute Woche in Obermais bei Meran. Am Ende des Aufenthalts kommt er mit seiner Mutter nach München, wo ein gemeinsames Abendessen verabredet wird.

L. E., fröhliche Ostern und *viel* gute Malereien! [...] Viel spaziert heute. Morgen dürfen auch die älteren Mädchen heraus: beide husten. Die Kleine ist entzückend. Sehr heiß war es heute. Nachts kalt. Viele gute Grüße

MERAN, 11.4.1914
WASSILY KANDINSKY
AN GABRIELE MÜNTER

Dein W

Mutter, Schwester grüßen dich.

Mein lieber Wasja – eigentlich wollte ich streiken – aber ich fürchte deine Rache. Ich bin faul zum Schreiben – besonders weil es so viel zu berichten giebt. Also die ganze Zeit war ich mit allerhand nichts beschäftigt – keinen Pinsel habe ich noch nicht in der Hand gehabt.

MÜNCHEN, 11.4.1914
GABRIELE MÜNTER AN
WASSILY KANDINSKY

Wie geht's dir? Was giebts Neues? Fanny ist schon Bett. Morgen zu Mittag bin ich bei Anja. Montag hab ich wahrscheinlich mei Ruh – Dienstag will Fanny hier putzen – u. danach denke ich allmählich wieder ins Geleise zu kommen. Nun habe ich doch brav Bericht erstattet u. bringe es sogar noch hinunter. Gruß an deine Leute wenn sie 'n mögen. Dir viele gute Grüße u. Wünsche.

Deine Ella

Es war sehr schwül u. ich war zu warm an – da nahm ich die Jacke auf den Arm u. ging Besorgungen machen. Stadt ist beflaggt u. geschmückt für den österr. Thronfolger. ich aß um 6 a Eis bei Teichlein u. habe dort u. 2x auf der Straße Notizen gezeichnet. Hoffe morgen zum ersten mal wieder zu malen. Bis jetzt war es so ungemütlich mit der Putzerei u. ist noch nicht fertig mein Atelier. Ich habe auch wenigsten hie u. da aufräumen müßen u. so verging die ganze Zeit. Habe kaum etwas gelesen – aber 2x lange Klavier gespielt. d.i. geübt. Nehme mir jetzt eine schöne Sonate gut vor. [...]

MÜNCHEN, 14.4.1914
GABRIELE MÜNTER AN
WASSILY KANDINSKY

Sonntag war ich bei Anja von 1 – vor 9 – zusammen spazieren – nach 6 Thee – ich aß nicht mehr zu Abend – [...] Also Montag zum Abendessen werdet ihr beide erwartet. Was wollt ihr haben? Cotelettes? [...]

Bin froh daß du viel spazierst u. hoffe sehr, daß es dir viel hilft!

Heute ist wundernettes Wetter und ich eile in's Freie. Die Moskauer Druckerei streikt. So ist das »Geistige« bis Herbst verschoben. Jetzt wäre auch schon zu spät. Viele herzliche Grüße!

MERAN, 16./17.4.1914
WASSILY KANDINSKY
AN GABRIELE MÜNTER

DW

Gruß an Fanny

Dies ist das letzte Zeugnis der Korrespondenz zwischen Wassily Kandinsky und Gabriele Münter vor Ausbruch des Ersten Weltkrieges:

MERAN, 18.4.1914
WASSILY KANDINSKY
AN GABRIELE MÜNTER

Liebe Ella, ich habe Anja geschrieben und sie gebeten, sie möchte Montag bei uns zu Abend essen. Sie kommt doch sicher zur Bahn. Mutter ist mit Cotelettes sehr einverstanden. [...]

Ich habe mich an Meran gewöhnt: wunderschöne Luft, Essen vorzüglich, alles tut nichts und man wird dick – das wirst du an mir sehen. Keine Sorgen – die verschiebe ich alle bis München. [...]

Viele gute Grüße und auf Wiedersehen DW

Herzl. Gruß an Fanny, Sie soll morgen gut ausruhen!

EPILOG

Für beide Partner bedeutete der Krieg, ihr Exil in Skandinavien und Rußland und die endgültige Trennung 1917 den tiefsten Einschnitt in ihrer Lebensgeschichte. Münter, die bereits die letzten drei Jahre in Schweden und Dänemark seit 1917 in lähmender Einsamkeit verbracht hatte, erlebt in den zwanziger Jahren eine Periode schwerer Krisen und Depressionen. Bis 1925 lebt sie meist in großer Isolation in ihrem Murnauer Haus, im Winter in wechselnden Pensionszimmern in München. Schließlich geht sie 1925 über Köln nach Berlin, wo sie wieder etwas Anschluß an das Kunstleben gewinnt. Doch erst mit ihrer Beziehung zu ihrem zweiten Lebensgefährten Johannes Eichner, die sich seit 1928 entwickelt, erfolgt eine Stabilisierung ihrer Gemütsverfassung und Arbeitsstimmung. 1931 läßt sie sich mit Eichner wieder dauerhaft in Murnau nieder und wohnt dort für den Rest ihres Lebens.

Doch auch für Kandinsky war die Trennung von Gabriele Münter von schicksalhafter Tragweite. Bei aller Schuld, die man ihm für den Ausgang der Beziehung geben mag –, deren Ende zugleich tragisch verknüpft war mit dem zeitgeschichtlichen Untergang einer Epoche –, sollte man bedenken, welch großen Bruch mit seiner gesamten Vergangenheit diese Trennung für Kandinsky bedeutete. Er hat Murnau niemals wiedergesehen, er hat München nie wiedergesehen und er hat vor allem den größten und wertvollsten Teil seiner zurückgelassenen Bilder aus der Vorkriegszeit nie wiedergesehen. Kaum ein anderer Künstler unseres Jahrhunderts, es sei denn er verlor sein Atelier in den Bombennächten des Zweiten Weltkrieges, hat eine ähnlich krasse Abtrennung von seiner privaten wie künstlerischen Vergangenheit erfahren. Die Konsequenzen dieser Umstände für Kandinskys späte Malerei mögen bisher zu wenig beachtet worden sein. Zwar traf Kandinsky, als er nach Krieg und Revolution in Rußland 1921 dem Ruf von Walter Gropius als Lehrer ans Bauhaus in Weimar folgte, seinen alten Gefährten Paul Klee wieder und hatte später auch vorübergehend Kontakt zu Jawlensky. Doch der Rest seines Lebens »zwischen Studentenzeit und jetzt« war »wie ausgelöscht«, wie ein Besucher des Bauhauses einmal Gabriele Münter hinterbrachte.

Zwischen Kandinsky und Münter zog sich bis 1926 ein jahrelanger, durch Anwälte geführter Rechtsstreit um seine zurückgelassenen

Bilder und persönliche Habe hin. Dabei ging es Münter keineswegs um materielle Entschädigung, sondern um moralische Wiedergutmachung. Einige Bilder gingen schließlich an Kandinsky zurück, der große Rest blieb bei einer Spedition in München eingelagert, wofür Münter über viele Jahre die Kosten trug. Anfang der dreißiger Jahre nahm sie diesen kostbaren Bilderbesitz Kandinskys und anderer Künstlerfreunde des ›Blauen Reiter‹ in ihr Haus nach Murnau, zumal die politische Lage immer unsicherer wurde. Über die Zeit des Nationalsozialismus und des Zweiten Weltkrieges hat Münter diesen Bilderschatz trotz größter Einschränkungen und finanzieller Not in beispielloser Treue bewahrt. Kandinsky mußte währenddessen aufgrund der Verfolgungen des Regimes 1933 das Bauhaus in Dessau verlassen und emigrierte nach Neuilly-sur-Seine bei Paris, wo er 1944 starb. Gabriele Münter stiftete zu ihrem achtzigsten Geburtstag 1957 ihren unermeßlichen Bilderbesitz sowie zahlreiche Werke ihrer eigenen Hand der Städtischen Galerie im Lenbachhaus in München und machte so einer staunenden Öffentlichkeit die wichtigste Periode der klassischen Moderne in Deutschland wieder zugänglich.

Editorische Hinweise

Der Briefwechsel Wassily Kandinsky–Gabriele Münter sowie alle anderen zitierten Quellen, Tagebuchaufzeichnungen und Erinnerungen werden in der Gabriele Münter- und Johannes Eichner-Stiftung, München, aufbewahrt.

Grundsätzlich wurde bei der Transkription die originale Schreibweise, einschließlich aller Unregelmäßigkeiten in der Orthographie und Zeichensetzung beibehalten. Auch die Abkürzung des Bindewortes ›und‹ (=u.), der sich Münter fast immer, Kandinsky sehr häufig bedient, wurde übernommen. Einzig die in den Originalen ebenfalls sehr häufig abgekürzten Wörter ›Vormittag‹ (=Vm.), ›Nachmittag‹ (=Nm.) und ›Brief‹ (=Bf.) wurden der besseren Lesbarkeit wegen ausgeschrieben.

Die Briefe Münters und Kandinskys beginnen in aller Regel ohne persönliche Anrede. Das nahezu durchgängige Fehlen von Anreden bei den ausgewählten Textstellen ist auf diesen Umstand zurückzuführen. Unterschrift und Grüße sind nur aufgenommen, wenn sie direkt an die zuletzt zitierten Zeilen des Briefes anschließen.

Textabsätze sind den Originalen entsprechend beibehalten. Auslassungen sind mit eckigen Klammern gekennzeichnet.

Dank

Bei der Zusammenstellung dieser Briefedition leistete Frau Ilse Holzinger, Geschäftsführerin der Gabriele Münter- und Johannes Eichner-Stiftung, München, unschätzbare Hilfe. Ohne ihre Transkriptionen der Briefe und die prompte Bereitstellung sämtlicher Manuskripte und der Photos hätte der Band nicht in dieser Form realisiert werden können. Für ihr unermüdliches, freundliches Entgegenkommen, ihre präzise und kollegiale Zusammenarbeit und ihre stets präsente Einsatzbereitschaft danke ich sehr herzlich. Ferner geht mein Dank an Prof. Dr. Helmut Friedel, Direktor der Städtischen Galerie im Lenbachhaus, München, und Vorsitzender der Gabriele Münter- und Johannes Eichner-Stiftung, der mir bei der Erstellung dieses Bandes völlig freie Hand gelassen und das Projekt großzügig gefördert hat.

DIE AUTORIN

Photonachweis

Wenn in den Bildunterschriften nicht anders vermerkt, handelt es sich um Ölmalerei.

Alle hier nicht gesondert genannten Werke befinden sich in der Städtischen Galerie im Lenbachhaus, München, die uns freundlicherweise die Ektachrome zur Verfügung stellte.

Sämtliche Schwarzweiß-Abbildungen stammen aus der Gabriele Münter- und Johannes Eichner-Stiftung, München.

Gabriele-Münter-Haus, Murnau: Abb. 35
Karl Ernst Osthaus-Museum, Hagen: Abb. 51
Milwaukee Art Museum: Abb. 42
Museum Folkwang Essen: Abb. 76
Privatbesitz: Abb. 6, 23, 25, 44, 45, 49, 53, 55, 76
Schloßmuseum Murnau: Abb. 48, 66
Toyota Sogo Co. Ltd., Toyota-shi: Abb. 74